새 콩팥과 살아가기

새 콩팥과
살아가기

국내 최고 전문의들이 들려주는 신장이식의 모든 것

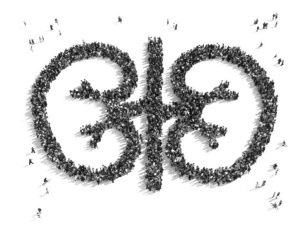

김연수, 김용림, 김중경, 박수길, 신규태, 양철우, 이상호, 이식, 이종수 지음

북스코프

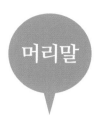

머리말

　'어떻게 하면 환자들이 콩팥이식을 올바로 인식하도록 할 수 있을까?' 만성 콩팥병 환자를 치료하는 의사들은 대부분 이 문제로 고민을 많이 합니다. 환자와 가족들을 대상으로 다양한 교육과 상담 프로그램을 진행하고 있지만 참여하는 분들조차 머릿속 고정관념이나 편견을 떨쳐내지 못하는 것 같습니다.

　콩팥이식을 받아도 그 기능이 6개월밖에 유지가 안 된다거나 이식수술 후 2~3년 살면 잘 사는 것이라고 많은 분들이 잘못 알고 있습니다. 이식 수술을 받아들이는 경우에도 조직 검사가 모든 걸 말해 준다거나 콩팥이식만 받으면 바로 퇴원해 병원과 인연을 끊게 된다고 믿는 분들이 있습니다. 더 심각한 문제는 일부 만성 콩팥병 환자분들이 투석만이 최고의 치료법이라고 굳게 믿고 있다는 점입니다.

우리 의사들은 이 책을 통해 분명히 말하고 싶습니다. 콩팥이식은 만성 콩팥병 환자에게 매우 좋은 치료법입니다. 투석치료를 받고 있는 환자들 중에도 정상적으로 생활하는 분들이 많지만 시간이 지날수록 다양한 질환이 나타나 거기에 대응해야 하는 것이 현실입니다. 이런 어려움을 극복하기 위한 대안이 바로 콩팥이식입니다.

콩팥이식 수술이 성공적으로 이루어지면 많은 경우 정상인과 같은 삶의 질을 누리게 됩니다. 무엇보다 젊은 환자들에게는 임신과 출산이 가능해진다는 점이 큰 장점일 것입니다.

그런데 콩팥이식은 콩팥을 줄 공여자가 있어야 한다는 점이 가장 까다로운 부분입니다. 최근에는 뇌사자 장기 공여를 장려하는 여러 노력으로 뇌사자의 콩팥을 이식하는 경우가 늘었습니다. 그래도 아직은 혈연관계나 부부간의 생체 콩팥이식이 더 많은 실정입니다.

우리는 콩팥이식에 관한 고정관념과 편견을 없애고 콩팥이식 수술 전반에 대한 올바른 이해를 돕기 위해 이 책을 쓰게 되었습니다. 환자와 가족들이 정확한 지식을 갖고 있다면 이식 수술 여부를 결정하는 데 도움이 될 것이며, 막연한 두려움과 불안을 걷어내고 긍정적인 태도로 치료에 임할 수 있으리라 생각합니다. 이 책은 콩팥이식과 면역억제제의 복용, 감염 방지나 이식 후의 일상생활에 대해 자세하고 친절하게 알려주는 안내자 역할을 해줄 것입니다.

일선에서 콩팥병을 앓는 환자분들을 치료하며 간절히 느낀 점이 있습니다. 병은 의사가 고치는 것이라는 수동적인 태도로는 만성적인 질환을 이겨내기가 어렵다는 것입니다. 내가 가진 병과 치료법, 콩팥 이식 수술과 이후 관리에 대해 정확히 알고 계속 공부해 나가고 생활 속에서 실천하려는 적극적인 자세를 가질 때 좀 더 빨리 건강을 되찾을 수 있습니다.

환자분들이 콩팥이식 수술 후에도 20, 30년 건강하고 정상적인 생활을 할 수 있다는 희망을 잃지 않았으면 하는 바람입니다. 콩팥이식을 결정하고 이식 수술을 받는 과정도 중요하지만 그 이후의 생활과 관리도 그에 못지않게 중요합니다. 그래서 우리 저자들은 이식 후 식생활 및 운동, 일상생활에서 주의할 점들, 임신과 성생활, 콩팥이식 후 응급 상황에 대한 대처 요령, 이식콩팥의 기능이 변화하는 원인 등 가능한 한 실제적인 도움을 줄 수 있는 내용으로 책을 구성했습니다.

이 책은 2006년에 출간한 《새 콩팥과 살아가기》를 바탕으로 최신 연구 성과와 사례들을 반영하여 새로 집필한 개정판입니다. 이 책을 통해 콩팥병 환자와 가족들이 실질적 도움을 얻고 건강하게 살 수 있다는 희망과 용기 또한 가질 수 있기를 바랍니다.

끝까지 꼼꼼하게 원고를 검토해 준 김용철, 유미연 선생님께 감사드립니다.

2016년 10월 저자들을 대표하여
서울대학교병원 신장내과 교수 김연수

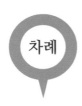

차례

머리말 | 5

1부 콩팥 건강의 적신호

1 콩팥은 어떤 장기일까? | 14
　1 콩팥의 구조와 기능 | 15
　2 콩팥 건강을 확인하는 방법 | 20

2 콩팥 기능이 떨어지면 어떻게 될까? | 24
　1 만성 콩팥병의 특징 | 25
　2 만성 콩팥병의 증상과 합병증 | 30
　3 만성 콩팥병 치료법 | 34
　4 콩팥 기능 대체요법 | 37

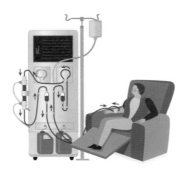

2부 콩팥이식 전에 꼭 알아야 할 것들

1 콩팥이식이란 무엇일까? | 44

　1 콩팥이식의 종류 | 45

　2 콩팥이식 성공의 요건 | 51

　3 우리나라 콩팥이식의 성적 | 59

　4 뇌사자 이식 대기 시 준비할 것들 | 62

　5 콩팥 공여자가 알아둘 것들 | 67

2 콩팥이식 수술은 어떻게 진행될까? | 74

　1 콩팥이식 전에 필요한 검사 | 75

　2 콩팥이식 수술 과정과 수술 직후의 문제들 | 81

　3 혈액형 부적합 이식 | 86

3 면역억제제란 무엇일까? | 96

　1 장기이식에 필수적인 면역억제제 | 97

　2 면역억제제의 종류와 특징 | 100

3부 새 콩팥을 얻은 후의 삶

1 콩팥이식 후 어떻게 생활할까? | 112
  1 일상생활과 여행 | 113
  2 콩팥이식 후의 운동 | 122

2 콩팥이식 후 무엇을 어떻게 먹을까? | 132
  1 콩팥이식 직후의 영양 관리 | 133
  2 콩팥이식 후 장기적 영양 관리 | 140
  3 콩팥이식 후 식이요법 | 149

3 콩팥이식 후 성생활과 임신은 가능할까? | 158
  1 성 기능 및 임신 능력의 회복 | 159
  2 콩팥이식 후 임신 | 161

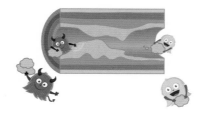

4부 새 콩팥을 잘 지키는 법

1 의료진과 함께하는 관리 | 168
  1 병원 방문 | 169
  2 이식콩팥의 기능 관리 | 180
  3 면역억제제 이외에 복용하는 약물 | 186

2 콩팥이식 후 장기 합병증과 감염 예방 | 194
  1 장기 합병증 | 195
  2 감염 | 204
  3 감염 예방법 | 209

3 콩팥이식과 관련된 정신적 문제 | 216
  1 이식 수술 전의 정신적 부담감 | 217
  2 이식 수술 후 스트레스 | 220
  3 가족 공여자의 정신 건강 | 223

 부록 환자들이 가장 궁금해하는 콩팥이식 관련 질문 19 | 227

콩팥이식 수기 1
의료진을 믿고 함께하며 다시 일으켜 세운 내 인생 | 235

콩팥이식 수기 2
한사코 거부했던 이식 수술로 새 생명을 얻었습니다 | 241

매일 아침 건강 기록 노트 | 247

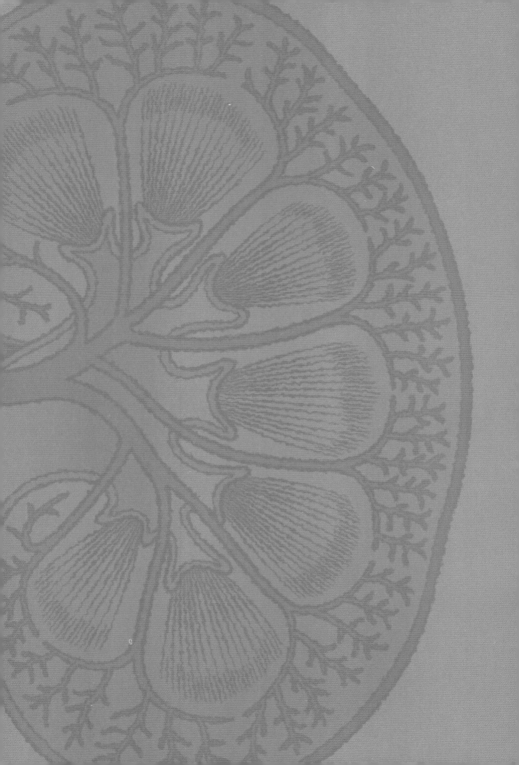

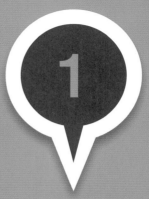

콩팥 건강의 적신호

콩팥은 어떤 장기일까?

콩팥은 우리 몸에 필요 없는 노폐물을 소변으로 배출해 주는 기관입니다. 우리 몸에서 음식물이나 복용한 약제를 소화하여 배설하는 곳이 바로 간과 창자, 콩팥입니다. 몸 안의 물질이 분해되는 과정에서 대사 분해산물이 생기는데, 콩팥은 다양한 물질들의 대사산물을 적절하게 배설하여 몸속에 쌓이는 것을 막아줍니다.

1 ▸ 콩팥의 구조와 기능

콩팥의 구조

  콩팥은 신장의 다른 말입니다. 그 모양이 강낭콩을 꼭 닮고 빛깔은 팥 같다고 해서 콩팥이라는 이름이 붙었지요. 크기는 남자 어른 주먹만 하다고 보시면 됩니다. 정확히 말하면 11~12㎝ 길이에 폭 6㎝, 두께 2.5㎝ 정도이고 무게는 약 150g입니다.

  우리 몸의 중심인 척추를 사이에 두고 콩팥 두 개가 서로 맞은편에 자리 잡고 있습니다. 다시 말해, 갈비뼈가 끝나는 부분에 복부 내장을 싸고 있는 장막인 복막 뒤쪽으로 오른쪽과 왼쪽에 하나씩 있습니다. 오른쪽 콩팥은 간 바로 아래에 있고, 왼쪽은 횡경막 아래 비장 근처에 있는데, 간의 위치 때문에 오른쪽 콩팥이 왼쪽 콩팥에 비해 아래

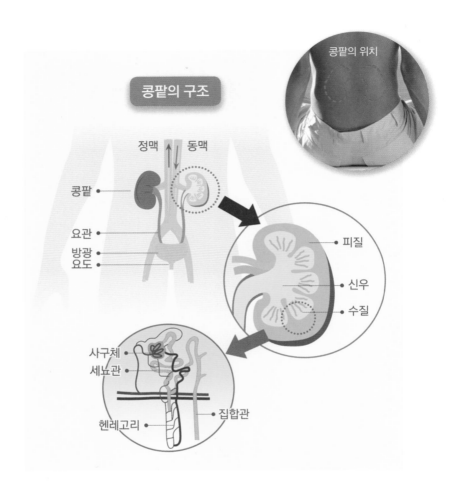

콩팥의 위치

콩팥의 구조

정맥　동맥

콩팥

요관
방광
요도

피질

신우

수질

사구체
세뇨관

헨레고리

집합관

쪽에 있답니다.

　콩팥 한 개에는 사구체와 세뇨관 등으로 구성된 네프론이 약 100만 개 모여 있습니다. 네프론은 콩팥의 기능적 단위입니다. 사구체는 작은 모세혈관이 실타래처럼 엉켜 있는 조직으로, 실 뭉치를 일컫는 순

우리말 '토리'라고도 부릅니다. 혈액이 이곳을 통과하면서 노폐물이 걸러지지요. 노폐물은 세뇨관이라는 아주 가는 관을 통과하는 과정에서 일부는 몸에 다시 흡수되고 일부는 분비되어 '콩팥 깔때기'라 부르는 신우에 모입니다. 여기에 모이는 것이 바로 소변입니다.

콩팥의 기능

① 배설: 대사 노폐물과 약물 제거

콩팥은 우리 몸에 필요 없는 노폐물을 소변으로 배출해 주는 기관입니다. 우리가 먹은 음식물이나 약제를 소화하여 배설하는 곳이 바로 간장(간과 창자)과 콩팥이지요. 몸 안의 물질이 분해되는 과정에서 대사 분해산물이 생기는데, 콩팥은 다양한 물질들의 대사산물을 적절하게 배출하여 몸속에 쌓이는 것을 막아줍니다.

만일 콩팥의 기능이 떨어지면 그 분해산물, 특히 요소, 크레아티닌, 요산 같은 질소 화합물과 그 밖의 노폐물이 우리 몸에 계속 쌓입니다. 이러한 물질들은 몸의 기능을 전체적으로 떨어뜨리고 심한 경우 '요독증'으로 나타납니다.

② 항상성 유지: 우리 몸속 균형 잡기

우리 몸은 수분과 산·염기, 전해질 등이 항상 일정한 양과 농도로

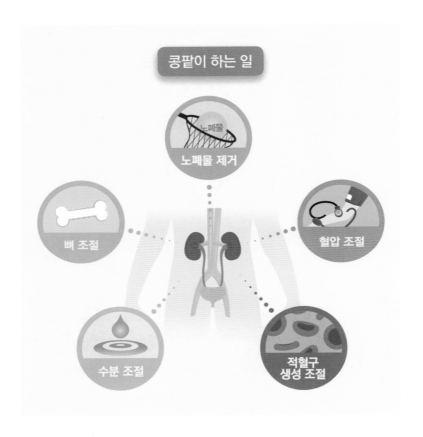

유지되어야 합니다. 몸의 약 50~60%는 수분이 차지한다는 것을 아시지요? 콩팥은 수분대사를 조절하고 칼륨 흡수 배설을 통해 전해질대사를 조절합니다. 산·염기의 균형을 유지하여 몸속 산성도를 유지해 주기도 합니다.

만일 이들 물질의 균형이 깨지면 몸 안의 모든 세포 기능이 전반적으로 이상을 일으킵니다. 예를 들어볼까요? 수분과 나트륨이 배설되지 않아 몸 안에 너무 많아지면 몸이 붓거나 혈압이 올라갈 수 있습니다. 또 우리 몸에서 만들어지는 산을 내보내지 못하면 몸이 산성으로 바뀌고 근육과 신경계에 장애가 생깁니다.

과일과 채소에 많이 들어 있는 칼륨은 주로 콩팥으로 나가는데 콩팥 기능이 떨어져서 혈액 내 칼륨의 농도가 높아지면 어떻게 될까요? 심장에 부담을 주어 부정맥이 생기고 드물게는 심정지 같은 위급상황이 발생할 수도 있습니다. 그래서 콩팥이 나쁜 환자들에게는 여러 가지 음식물의 섭취를 제한해서 이러한 위급상황을 피하는 것입니다.

③ 내분비: 호르몬 분비와 활성화

콩팥은 다양한 호르몬을 분비하거나 활성화시킵니다. 이 중 대표적인 호르몬이 조혈호르몬입니다. 골수에서 적혈구의 생성을 촉진시켜 빈혈을 방지하고 정상 혈색소를 유지시켜 주지요. 콩팥 기능이 떨어지면 흔히 빈혈이 나타납니다.

또한 콩팥은 비타민D를 활성화시켜서 칼슘과 인의 대사를 돕습니다. 비타민D가 부족해지면 뼈가 상하거나 약해지는 등 나쁜 영향을 미칩니다.

2 콩팥 건강을 확인하는 방법

사구체여과율

사구체여과율은 콩팥의 기능을 평가하는 대표적인 지표 중 하나입니다. 이 검사로 콩팥이 혈액을 얼마나 잘 거르고 있는지를 판단하지요. 사구체여과율을 알아보려면 24시간 소변을 모아 우리 몸 근육에서 매일 일정량 만들어지는 크레아티닌의 제거율을 측정하는 방법이 있습니다. 그러나 하루종일 한 번도 빠짐없이 소변을 받기란 매우 힘든 일이라, 흔히 혈청 크레아티닌 농도를 측정해 사구체여과율 검사를 대신합니다.

사구체여과율을 기준으로 만성 콩팥병의 상태를 5단계로 나누어 치료하는데 각각의 단계는 다음과 같습니다.

만성 콩팥병 1기는 사구체여과율이 1분당 90ml 이상으로 정상이지만, 요검사(소변검사)에서 단백뇨(소변에 일정량 이상의 단백질이 섞여 나오는 것)나 혈뇨 등이 검출되는 것을 포함해 콩팥에 여러 가지로 이상이 있는 상태를 말합니다. 2기는 사구체여과율이 1분당 60~90ml, 3기는 30~60ml, 4기는 15~30ml의 상태를 가리킵니다. 5기는 사구체여과율이 1분당 15ml 미만인 상태이며 일반적으로 말기 신부전이라 부릅니다.

단계별 변화

사구체여과율이 정상의 35~50%까지 감소하더라도 우리 몸은 증상이 없는 경우가 대부분입니다. 그 이유는 남아 있는 정상 네프론이 손상된 네프론을 대신해서 보상작용을 해주기 때문입니다.

사구체여과율이 정상의 30% 정도로 감소하면 고질소혈증이 나타나기 시작합니다. 고질소혈증이란 혈액 중의 질소 대사물질인 요소와 크레아티닌 등이 정상 수치보다 높은 것을 말합니다. 사구체여과율이 정상의 20~25% 이하로 감소하고 심한 스트레스를 받게 되면 요독 증상이 나타날 수 있습니다.

만성 콩팥병 진단을 받았다 해도 콩팥 기능이 감소된 정도에 따라서 몸에 나타나는 증상은 상당히 다릅니다. 또한 보상작용 때문에 말기에 이를 때까지 자각 증상이 없을 수도 있습니다. 일단 사구체여과

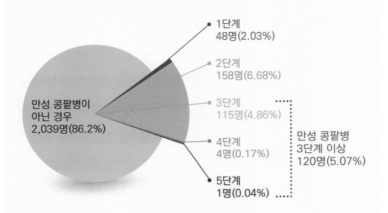

우리나라 성인의 만성 콩팥병 비중

1단계
48명(2.03%)

2단계
158명(6.68%)

3단계
115명(4.86%)

만성 콩팥병이
아닌 경우
2,039명(86.2%)

4단계
4명(0.17%)

5단계
1명(0.04%)

만성 콩팥병
3단계 이상
120명(5.07%)

주: 이 수치는 전국에서 성인 2,365명을 무작위 추출하여 검사한 결과임.

만성 콩팥병 5단계		
단계	사구체여과율(1분당 수치)	특이 사항
1기	90㎖ 이상(정상)	단백뇨나 혈뇨 검출
2기	60~90㎖	
3기	30~60㎖	
4기	15~30㎖	
5기	15㎖ 이하	말기 신부전

율이 30% 이하로 감소되면, 콩팥 기능은 비교적 일정한 속도로 감소합니다. 이 감소하는 속도에는 원인 질환의 종류, 콩팥 손상의 정도뿐 아니라 고단백 섭취 등의 식이 요인, 고혈압 같은 혈역학적 요인 등 다른 많은 요인이 관여하게 됩니다.

사구체여과율이 정상의 10~15% 이하로 감소하는 만성 콩팥병, 즉 말기 신부전의 경우는 투석이나 콩팥이식 등의 치료를 받지 않으면 위험해집니다.

2

콩팥 기능이 떨어지면 어떻게 될까?

콩팥 기능이 10~15% 이하가 되면 식이요법이나 약물요법만으로는 충분하지 않습니다. 이른바 신대체요법을 받아야 하지요. 신대체요법이란 말 그대로 콩팥의 기능을 대신할 수 있는 치료법입니다. 혈액투석, 복막투석, 콩팥이식 등 세 종류가 있습니다. 자신에게 맞는 신대체요법을 선택하기 위해서는 의학적 요건 이외에도 생활양상, 직업, 가족의 도움, 경제적 여건 등을 두루 따져보아야 합니다.

1 만성 콩팥병의 특징

급성 콩팥병과 만성 콩팥병

의학에서 '만성'이라는 말은 '급하거나 심하지는 않지만 쉽게 낫지 않는 성질'을 가리킵니다. 만성 콩팥병은 흔히 '만성 신부전'이라 하는데, 앞에서 설명한 콩팥의 여러 기능이 적절히 수행되지 못하는 상태를 뜻합니다. 즉 우리 몸의 중요 물질들 사이에 균형이 깨지고, 노폐물이 제거되지 않아 몸 안에 쌓이며, 조혈호르몬이 부족해 빈혈이 생기는 상태를 말하지요.

만성에 반대되는 급성의 경우는 콩팥 기능의 감소가 수시간~수일 사이에 급격히 나타납니다. 급성 신부전은 원인을 제거하거나 적절한 치료를 받으면 콩팥 기능이 회복될 수 있습니다. 하지만 콩팥의 기능이 만성적으로 장시간에 걸쳐서 나빠지는 만성 콩팥병의 경우는 원인을 제거하기 어려울 때가 많습니다. 이 경우는 콩팥 손상이 지속되고 원래 상태로 돌아갈 수 없을 정도로 콩팥 조직이 손상된 상태입니다.

만성 콩팥병의 원인

만성 콩팥병의 3대 원인은 당뇨병, 고혈압, 만성 사구체신염입니다. 2015년에 콩팥 기능 대체요법(신대체요법)을 시작한 환자들의 원인 질환을 살펴보면 당뇨병성 신증이 48.4%로 가장 많고, 그 다음으로 고혈압성 사구체경화증 20.2%, 만성 사구체신염이 8.5%였습니다. 우리나라에서 비중이 가장 높은 원인이 당뇨병인 것이지요. 이러한 상황은 미국, 일본 등 대부분의 나라와 비슷합니다. 만성 사구체신염은 과거에 비해 상당히 줄어드는 것 같지만 전체적인 비율이 줄어드는 것이지 발생 환자 수로 비교하면 과거와 큰 차이가 없습니다.

이 외에 루프스(전신성 홍반성 낭창) 등의 자가면역질환, 결석, 종양, 전립선 비대 등에 의한 요로 폐쇄, 다낭성 신증, 알포트병 등의 유전성 질환, 만성 신우신염 등의 감염성 질환, 기타 약물 등의 콩팥독성 물질이 만성 콩팥병을 유발할 수 있습니다.

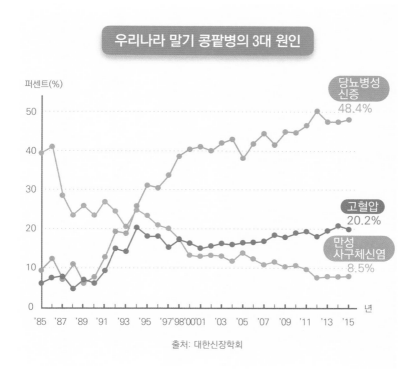

우리나라 말기 콩팥병의 3대 원인

당뇨병성
신증
48.4%

고혈압
20.2%

만성
사구체신염
8.5%

출처: 대한신장학회

만성 콩팥병 환자 현황

    말기 만성 콩팥병 진단을 받으면 콩팥 기능 대체요법을 받을 수밖에 없습니다. 콩팥 기능 대체요법에는 혈액투석, 복막투석, 콩팥이식 등 세 가지가 있습니다. 우리나라에서 콩팥 기능 대체요법을 받은 환자 수는 2015년 12월 말 기준 총 80,014명입니다. 구체적으로 살펴보면 혈액투석 62,634명, 복막투석 7,352명, 콩팥이식 17,028명입니다.

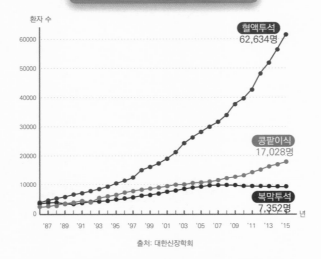

우리나라 신대체요법 환자 수

환자 수

혈액투석
62,634명

콩팥이식
17,028명

복막투석
7,352명

60000 50000 40000 30000 20000 10000 0

'87 '89 '91 '93 '95 '97 '99 '01 '03 '05 '07 '09 '11 '13 '15 년

출처: 대한신장학회

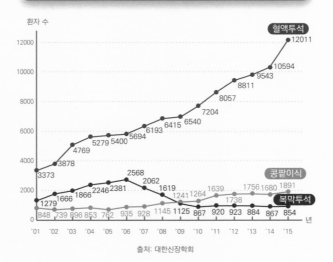

우리나라 신대체요법을 새롭게 시작한 환자 수

환자 수

혈액투석
12011
10594
9543
8811
8057
7204
6540
6415
6193
5694
5400
5279
4769
3878
3373

콩팥이식
2568
2381
2246
2062
1866
1666
1619
1891
1756 1680
1639
1279
1241 1264
1738

복막투석
848 739 896 853 762 935 928 1145 1125 867 920 923 884 867 854

12000 10000 8000 6000 4000 2000 0

'01 '02 '03 '04 '05 '06 '07 '08 '09 '10 '11 '12 '13 '14 '15 년

출처: 대한신장학회

2015년에 새롭게 콩팥 기능 대체요법을 시작한 환자 수는 총 14,756명으로, 혈액투석 12,011명, 복막투석 854명, 콩팥이식 1,891명이었습니다. 유병률(일정 지역 인구에 대한 환자 수 비율)과 발병률(인구수에 대한 새로 생긴 질병 수의 비율)은 각각 100만 명당 1,571명, 256명이었습니다.

2 만성 콩팥병의 증상과 합병증

요독증

요독증은 콩팥 기능이 감소하면서 몸속에 여러 가지 노폐물이 축적되어 나타나는 증상 및 소견의 복합체를 말합니다.

초기 증상으로 흔히 야뇨증, 수면장애, 피로감, 소화장애 등이 나타나는데 사람들은 이를 쉽게 간과하는 경향이 있습니다. 콩팥 기능이 떨어질수록 부종(붓는 증상), 가려움증, 기억력 감퇴 등을 보이다가 심하면 호흡곤란, 심장 기능 장애, 경련, 혼수 등이 나타납니다. 이러한 요독증은 스트레스를 받거나 감염증으로 열이 날때 심해지기도 하고 단백질을 과다하게 섭취한 경우에도 악화될 수 있습니다.

조혈계 합병증

① 빈혈

만성 콩팥병에 의한 빈혈은 흔한 합병증으로 콩팥 기능이 약화됨에 따라 점점 심해집니다. 콩팥은 적혈구 생성 촉진 인자인 조혈호르몬을 합성하는 주요 장기인데, 만성 콩팥병 환자의 경우 조혈호르몬의 합성이 저하되어 있습니다. 증상은 입맛 감소, 전신 쇠약감, 피곤감, 호흡곤란 등이 있습니다. 빈혈 치료를 위해서는 조혈호르몬 주사를 투여하고 동반된 철분 결핍 상태도 교정해야 합니다.

② 출혈성 경향

혈소판 기능 이상, 혈소판-혈관벽 상호작용의 이상, 빈혈 등의 원인으로 피부의 반상출혈(피부에 검보랏빛 얼룩점이 생기는 내출혈), 위장관 내 출혈 등 출혈 경향이 증가합니다.

심혈관계 합병증

심혈관 질환은 만성 콩팥병 환자의 주 사망 원인입니다. 투석을 시작하는 환자의 약 20~40%가 협심증, 심근경색증 같은 허혈성 심질환을 가지고 있습니다. 허혈성 심질환이란 심장이 혈관을 통해 받아야 할 산소와 영양을 제대로 공급받지 못해 심장근육에 대사산물이 쌓이고 저산소증에 빠지는 경우를 말합니다. 또한 대부분의 환자들에게 고혈압도 발생하기 때문에 콩팥의 기능을 더욱 떨어뜨리게 됩니다.

소화기계 합병증

식욕부진, 메슥거림, 구토 등의 증상과 점막 궤양과 위장관 출혈의 증상이 있습니다. 식욕부진은 요독증이 직접 유발하기도 하지만, 음식 섭취를 제한하면서 생기는 맛없는 식사, 동반된 소화기 질환, 복용 중인 약물, 우울증 때문에 일어나기도 합니다.

근골격계 합병증

근골격계 합병증으로 신성 골이영양증이 있습니다. 이것은 만성 콩팥병 환자에게서 나타나는 뼈의 이상을 가리키는 말입니다. 대표적인 예로 이차성 부갑상선기능항진증에 의한 골질환이 있습니다.

콩팥은 우리 몸의 산과 염기를 조절·유지하고 칼슘, 인 등의 대사를 도움으로써 뼈의 생성과 소실 사이에 균형을 맞춥니다. 그런데 콩팥 기능이 감소하면 인이 축적되고 비타민D 대사에 장애가 생겨 칼슘 흡수가 저하되면서 이차적으로 부갑상선호르몬 분비가 촉진됩니다. 과도한 부갑상선호르몬은 뼈를 섬유화하여 통증을 일으키거나 뼈를 약하게 만듭니다.

피부 변화

만성 콩팥병 환자는 피부가 빈혈 때문에 창백하고 멜라닌 세포 자극 호르몬의 증가로 피부의 색소 침착이 증가합니다. 또한 땀과 피지 분비가 감소하여 피부 건조증이 많이 발생합니다. 피부 건조증 등의 이유로 요독성 가려움증이 투석 전 만성 콩팥병 환자의 약 1/3에서 나타납니다.

만성 콩팥병 증상 및 합병증	
심혈관계	고혈압, 허혈성 심질환, 동맥경화증, 심낭염
소화기계	식욕부진, 구역, 구토, 소화성 궤양
호흡기계	폐부종, 늑막염
피부	가려움증, 피부가 검어짐
혈액	빈혈, 혈소판 기능 이상 및 출혈성 경향
내분비계	부갑상선기능항진증

3 만성 콩팥병 치료법

콩팥 기능의 저하를 늦추기

콩팥 기능이 떨어지는 속도를 늦추려면 혈압을 낮추고 단백질 섭취량을 줄여야 합니다.

① 고혈압 조절

콩팥은 매우 가늘고 정교한 모세혈관 덩이인 사구체로 구성되어 있습니다. 심장에서 1분간 박출되는 혈액의 20%나 공급받을 만큼 혈류량이 매우 높기 때문에 노폐물 배설에 용이합니다. 그런데 이처럼 혈류량이 높은 만큼 고혈압이 지속되면 사구체가 심각하게 손상됩니다. 따라서 고혈압을 적극적으로 치료해야 합니다.

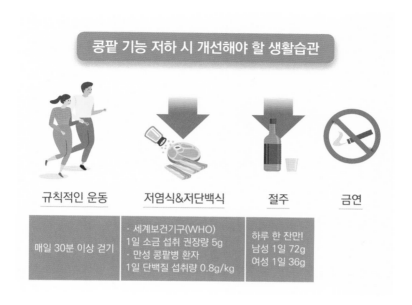

콩팥 기능 저하 시 개선해야 할 생활습관

규칙적인 운동	저염식&저단백식	절주	금연
매일 30분 이상 걷기	· 세계보건기구(WHO) 1일 소금 섭취 권장량 5g · 만성 콩팥병 환자 1일 단백질 섭취량 0.8g/kg	하루 한 잔만! 남성 1일 72g 여성 1일 36g	

소변에 거품이 많이 생기면 단백질이 많이 나오는 것이므로 혈압을
더 많이 낮춰야 합니다.

② 저단백 식이

단백질을 너무 많이 섭취해도 콩팥에 부담이 되어 그 기능이 빨리
망가집니다. 따라서 단백질 섭취를 줄이는 식단이 필요합니다. 투석
이나 이식을 받기 전에 1일 단백질 섭취량을 체중 1kg당 0.6~0.8g 정
도로 제한하는 것도 그 때문입니다. 양질의 단백질을 적당량 섭취하
여 영양 상태를 잘 유지해야 합니다.

교정 가능한 원인을 치료하기

콩팥 기능이 평소 진행 속도보다 급격히 감소하는 경우에는 교정할 수 있는 다른 질환이 합병된 경우가 많습니다. 이를 가역적 악화 인자라고 합니다. 탈수, 고혈압, 신독성 약제(진통소염제, 아미노글라이코사이드 계통의 항생제) 복용, 요로 폐쇄, 감염증 등이 있습니다. 이들 가역적 인자를 치료하면 콩팥 기능이 갑자기 나빠지기 전의 상태로 돌아갈 수 있으므로 적극적인 원인 진단과 치료가 필요합니다.

요독증 합병증을 치료하기

만성 콩팥병은 전신적으로 심장, 혈관, 소화기, 뼈, 신경, 혈액 등 여러 부위에 변화를 가져옵니다. 그래서 이들 합병증을 최소화하기 위해 약제를 함께 사용합니다.

심혈관계 합병증을 최소화하기 위해 고지혈증 치료제, 항고혈압제 등을 복용합니다. 빈혈 교정을 위하여 철분 제제와 조혈호르몬 투여가 필요하고, 골질환 예방을 위하여 탄산칼슘, 인 결합제, 비타민D 등을 복용합니다.

4 콩팥 기능 대체요법

콩팥 기능이 10~15% 이하가 되면 식이요법이나 약물요법만으로는 충분하지 않습니다. 이른바 신대체요법을 받아야 하지요. 신대체요법이란 말 그대로 콩팥의 기능을 대신할 수 있는 치료법입니다. 혈액투석, 복막투석, 콩팥이식 등 세 종류가 있습니다. 혈액투석이나 복막투석 같은 투석요법은 수분과 인체의 노폐물, 전해질 등을 걸러주는 콩팥의 기능 일부를 인위적으로 대신 해주는 과정을 말합니다.

자신에게 맞는 신대체요법을 선택하기 위해서는 의학적 요건 이외에도 생활양상, 직업, 가족의 도움, 경제적 여건 등을 두루 따져보아야 합니다.

혈액투석

혈액투석이란 인공 신장기를 이용해 혈액 속의 노폐물과 수분을 제거하는 과정을 말합니다. 인공 신장기는 환자의 혈액이 지나가는 부분과 투석액이 지나가는 부분으로 구성되어 있습니다. 두 부분 사이에는 작은 구멍이 무수히 뚫려 있는 반투막이 있지요. 혈액이 반투막을 통과하는 과정에서 노폐물과 과다한 수분은 혈액에서 투석액으로 빠져나가고, 혈액세포와 단백질같이 우리 몸에 필요한 성분은 구멍을 빠져나가지 못해 그대로 남습니다. 반대로, 신체에 부족한 성분인 칼

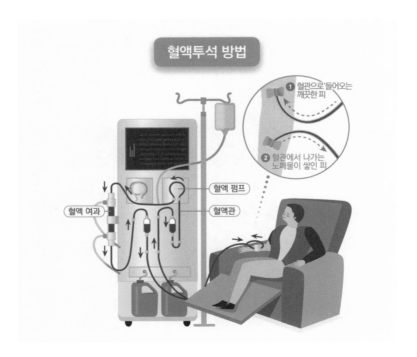

혈액투석 방법

❶ 혈관으로 들어오는 깨끗한 피

❷ 혈관에서 나가는 노폐물이 쌓인 피

혈액 펌프

혈액관

혈액 여과

슘이나 당분을 투석액에 넣어주면 투석액에서 혈액으로 보충됩니다.

혈액투석을 받기 위해서는 혈관에 특별한 통로를 만들어야 합니다. 압력이 높고 혈액이 많은 동맥과 피부 표면에 쉽게 뚫을 수 있는 정맥을 연결해 정맥을 동맥처럼 만드는데, 이를 '동정맥루'라고 합니다. 대개 국소마취를 하고 외과 수술을 통해 아래팔 쪽의 동맥과 정맥 혈관을 연결합니다. 이후 6~8주를 기다려 혈관이 충분히 굵어지면 투석치료가 시작됩니다.

혈액투석을 받는 환자는 1주일에 3회 병원에 가서 약 4시간 동안 투석을 받습니다. 몸에서 인공 신장기 쪽으로 나가는 혈액과 다시 몸속으로 들어오는 혈액 두 가지의 통로로, 매번 동정맥루에 주사바늘 두 개를 꽂아야 합니다. 혈액투석은 의료진이 직접 시술하기 때문에 안전합니다. 병원에서 다른 환자들과 정기적으로 접촉하게 되어 서로 정신적 위로가 될 수도 있습니다.

복막투석

복막은 얇은 막으로, 배 속의 장기를 담은 복강을 둘러싸고 있습니다. 수많은 모세혈관으로 이루어진 복막에는 아주 작고 미세한 구멍이 나 있어 이 구멍을 통해 노폐물과 수분이 제거됩니다. 복막투석은 이 복막을 필터 삼아 몸속 노폐물과 수분을 걸러내는 치료법입니다.

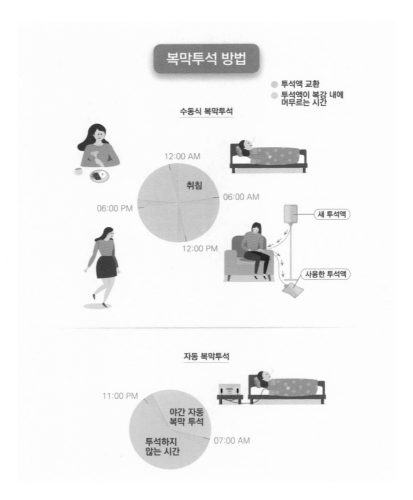

복막투석 방법

- 투석액 교환
- 투석액이 복강 내에 머무르는 시간

수동식 복막투석

12:00 AM
취침
06:00 AM
새 투석액
06:00 PM
12:00 PM
사용한 투석액

자동 복막투석

11:00 PM
야간 자동 복막 투석
투석하지 않는 시간
07:00 AM

혈액투석과 달리 복막투석은 몸 밖으로 피를 빼내지 않습니다.

먼저 복강에 특별한 관(카테터)을 삽입하여 깨끗한 투석액을 넣고 일정 시간 동안 투석액이 몸속에 머무르도록 합니다. 몸속의 불필요한 노폐물과 수분이 빠져나오면 투석액을 몸 밖으로 배출시키고 다시 신선한 용액으로 교체합니다.

복막투석에 필요한 카테터는 복벽을 통과해 복강까지 연결됩니다. 보통 카테터는 통증을 일으키지 않지만 복막투석 기간 내내 그 자리에 두기 때문에 처음에는 불편한 느낌을 줄 수 있습니다. 하지만 복막투석은 병원을 자주 방문하지 않아도 된다는 이점이 있습니다. 환자 개개인의 상태에 따라 스스로 투석액 종류를 바꾸면서 조절할 수 있습니다. 대부분의 사회활동이 가능한 점도 장점입니다.

	● 혈액투석	● 복막투석
필요한 수술	투석 전 동정맥루 형성	카테터 삽입
방법	1주일에 3회 병원에서 시행 4~5시간 지속	보통 1일 4회 집에서 시행 투석액이 복강 내에 머무는 시간 약 6시간, 투석액 교환 시간 30~40분 소요
장점	● 의료진이 치료해 주어 안전하고 편함 ● 1주일에 3회 병원 가는 때만 빼면 생활에 지장이 없고 통목욕도 가능함	● 병원에 1개월에 1회만 가면 됨 ● 주사바늘에 찔리는 일이 없음 ● 식사 제한이 거의 없음
단점	● 1주일에 3회 통원해야 하므로 시간 제약이 많고 치료 후 피로나 허약감을 느낌 ● 식이나 수분 제한이 심함 ● 매번 주사바늘에 찔리는 고통이 따름	● 매일 여러 차례 직접 치료해야 한다는 부담감이 있음 ● 카테터가 늘 몸에 달려 있어 불편함 ● 통목욕은 어렵고 간단한 샤워만 가능함
부작용	빈혈이 심해짐	복막염이 생길 수 있음

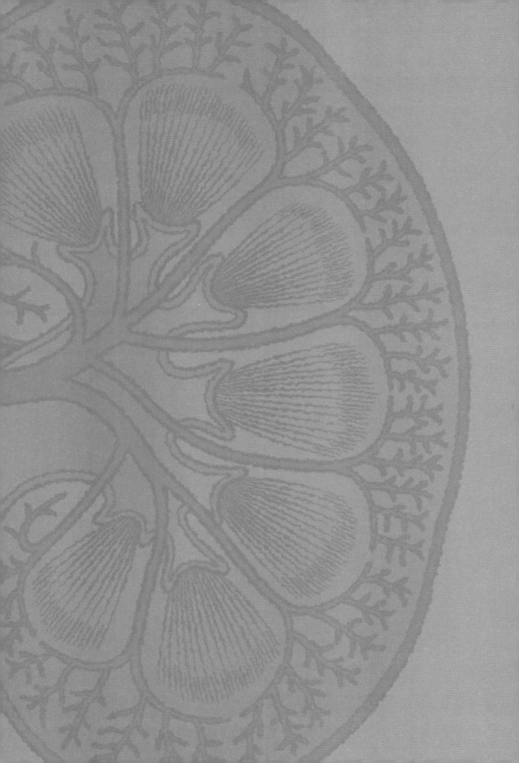

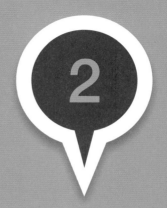

콩팥이식 전에
꼭 알아야 할 것들

1

콩팥이식이란 무엇일까?

말기 신부전증을 치료하는 가장 우수한 치료법은 콩팥이식이지만 모든 환자
가 가족 또는 친지로부터 콩팥을 공여받을 수 있는 상황은 아닐 것입니다. 이
경우, 혈액투석이나 복막투석 치료를 받으면서 뇌사자 이식 대기자 등록을 해
두어야 합니다. 빠른 시간 내에 안전한 방법으로 이식받기 위해서는 올바른 대
기자 관리 요령이 필요합니다.

1 콩팥이식의 종류

생체 콩팥이식과 뇌사자 콩팥이식

몸속 장기를 원래 위치에서 다른 부위로 옮기거나 다른 사람 몸에 옮겨 넣는 과정을 장기이식이라고 합니다. 이식이 가능한 장기에는 콩팥을 비롯해 간, 췌장, 췌도, 소장, 심장, 폐, 조혈모세포 등이 있습니다.

콩팥이식은 다른 사람의 콩팥을 환자의 몸속에 이식하는 것입니다. 이때 콩팥을 주는 쪽을 공여자, 받는 쪽을 수혜자라고 부르지요. 콩팥 공여자가 살아 있는 사람인가, 뇌사자인가에 따라 생체 콩팥이식과 뇌사자 콩팥이식으로 나눕니다.

콩팥이식을 기다리는 말기 콩팥 질환 환자의 수는 지속적으로 증

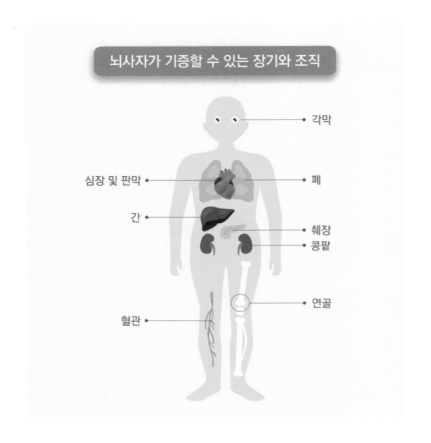

뇌사자가 기증할 수 있는 장기와 조직

각막
심장 및 판막
폐
간
췌장
콩팥
연골
혈관

가하고 있습니다. 그에 반해 공여되는 콩팥 수는 턱없이 부족한 실정입니다. 결국 이식콩팥이 부족한 현상을 극복하기 위한 하나의 해결책이 뇌사자에게서 콩팥을 이식받는 것입니다.

실제로 2015년도에 콩팥이식이 필요해서 새롭게 뇌사자 이식에 등록한 환자는 2,924명인 데 반해, 뇌사자 콩팥이식이 시행된 경우는 901명이었습니다. 이들은 대부분 수년 전 콩팥이식을 원하여 등록한

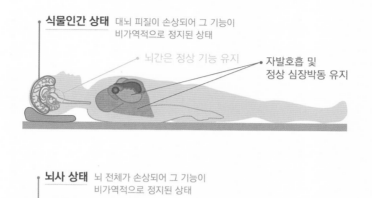

식물인간 상태와 뇌사 비교

식물인간 상태 대뇌 피질이 손상되어 그 기능이
비가역적으로 정지된 상태

뇌간은 정상 기능 유지

자발호흡 및
정상 심장박동 유지

뇌사 상태 뇌 전체가 손상되어 그 기능이
비가역적으로 정지된 상태

뇌간 기능이 정지되어 자발호흡이 불가능
인공호흡기에 의지하여
호흡과 심장박동이 유지됨

환자들입니다. 산술적으로 보더라도 콩팥이식을 희망하는 환자 숫자
는 매년 2,000명가량 증가합니다. 따라서 뇌사자 이식이 증가해야 환
자들의 생존율과 삶의 질이 조금이라도 향상될 수 있습니다. 건강한
생체 공여자들이 안심하고 공여할 수 있는 환경을 만드는 것도 중요
합니다.

생체 콩팥이식과 뇌사자 콩팥이식의 장단점

생체 콩팥이식의 경우, 건강한 콩팥 공여자가 수술 전에 미리 결정되어 이식 수술에 대한 여러 가지 준비를 계획적이고 세밀하게 수행합니다. 그렇기 때문에, 뇌사자 콩팥이식에 비해 거부반응이나 감염 같은 수술 후 합병증이 적게 발생합니다. 이식콩팥 생존율도 뇌사자

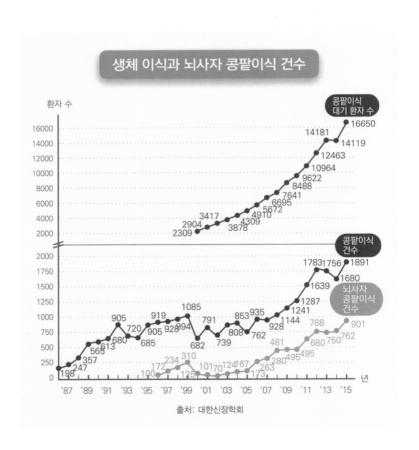

출처: 대한신장학회

콩팥이식의 경우보다 좋습니다.

이에 반해 뇌사자 콩팥이식의 경우에는 뇌사 상태가 갑작스럽게 진행된 경우가 많아서 기증 시간을 예측할 수 없습니다. 수술을 준비할 시간이 많지 않은 것이지요. 적절한 수혜자가 결정되어 수술할 때까지 기다려야 하므로 확보된 콩팥의 허혈(혈관이 막히거나 좁아져 혈액량이 감소한 상태) 시간이 길어질 수 있습니다. 뇌사자가 사망한 원인에 따라 콩팥이 손상되었을 가능성도 있습니다. 그렇기 때문에 수술 후 이식콩팥 생존율이 생체 콩팥이식의 경우보다 낮습니다.

이런 단점이 있기는 하지만 뇌사자 콩팥이식을 꺼릴 필요는 없습니다. 우리나라는 전국 어느 곳이라도 구득된 콩팥을 5~6시간이면 운반할 수 있기 때문에 외국보다 뇌사자 콩팥이식 성적이 좋습니다. 최근 들어 좋은 면역억제제가 계속 개발되고 있어서 뇌사자 콩팥이식의 빈도와 성공률이 점차 증가하고 있습니다. 이제는 가족 간이 아닌 타인 기증을 통한 생체 콩팥이식이나 뇌사자 콩팥이식의 성적이 거의 비슷합니다.

뇌사자 장기이식자와 생체 장기이식자 생존율

뇌사자 장기이식자 생존율

단위: %

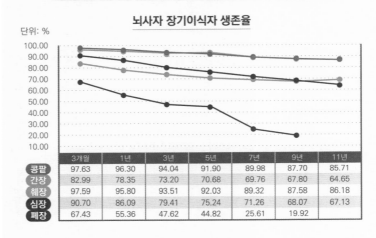

	3개월	1년	3년	5년	7년	9년	11년
콩팥	97.63	96.30	94.04	91.90	89.98	87.70	85.71
간장	82.99	78.35	73.20	70.68	69.76	67.80	64.65
췌장	97.59	95.80	93.51	92.03	89.32	87.58	86.18
심장	90.70	86.09	79.41	75.24	71.26	68.07	67.13
폐장	67.43	55.36	47.62	44.82	25.61	19.92	

생체 장기이식자 생존율

단위: %

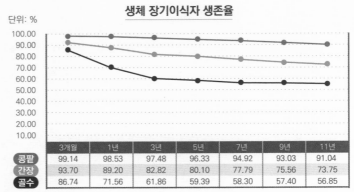

	3개월	1년	3년	5년	7년	9년	11년
콩팥	99.14	98.53	97.48	96.33	94.92	93.03	91.04
간장	93.70	89.20	82.82	80.10	77.79	75.56	73.75
골수	86.74	71.56	61.86	59.39	58.30	57.40	56.85

주: 이식자의 생존 기간은 사망한 경우 이식일부터 사망일까지,
생존하고 있는 경우 이식일(재이식일)부터 2015년 12월 31일까지.

거부반응

우리 몸의 면역 기관은 외부에서 침입한 세균 등의 이물질을 공격하여 우리 몸을 방어하려고 합니다. 이식받은 콩팥도 외부 이물질로 여겨져 공격받을 수 있는데 이를 거부반응이라고 합니다.

거부반응은 이식 수술 후 나타나는 가장 중요한 합병증인데 급성과 만성으로 나눌 수 있습니다. 급성 거부반응의 경우, 면역억제제의 발달로 빈도가 많이 줄었으나 한번 나타나면 만성 거부반응을 일으키는 위험 인자가 됩니다. 적절한 면역억제제를 사용하고 거부반응이 발생했을 때 신속히 치료해야 생존율을 높일 수 있습니다.

거부반응을 예방하려면 다양한 면역억제제를 정확하게 사용하고 거부반응을 예측하는 검사들을 시행합니다. 하지만 예방을 철저히 해도 10~20%의 환자에게서 급성 거부반응이 나타납니다.

장기 복용하는 면역억제제의 부작용

면역억제제는 많은 부작용을 일으킬 수 있습니다. 면역 기능을 저하시키기 때문에 폐렴 등 감염이 발생하기 쉽고, 고혈압, 비만, 당뇨병, 간 기능 이상, 악성종양을 일으킬 수 있습니다. 잇몸이 두껍게 자라고 몸에 털이 많이 나기도 합니다.

콩팥이식 후 환자의 치료 순응도

콩팥이식 후에 면역억제제 복용이나 식이요법 등 환자가 지켜야 할 사항을 잘 지키는 것이 중요합니다. 상태가 좋아졌다고 해서 환자 임의로 판단하여 약을 끊거나 몸을 함부로 하면 위험해질 수 있습니다. 특히 면역억제제는 오랜 기간이 지나도 꾸준히 복용해야 합니다.

원인 콩팥 질환의 재발

원인 콩팥 질환의 종류에 따라서 이식콩팥에 다시 병이 생길 수도 있습니다. 루프스신염이나 일부 사구체신염은 재발을 잘 하지만 그렇다고 해서 이식을 금지하는 경우는 드뭅니다. 담당 의사와 상의하는 것이 무엇보다 중요합니다.

당뇨병성 콩팥이식 환자가 고려할 점

① 심혈관 질환

이식 후 환자들이 사망하는 가장 큰 원인이 심혈관 질환입니다. 이식을 위해 검사받는 당뇨병 환자의 1/2~1/3 정도가 심혈관 질환을 앓고 있습니다. 심각한 심혈관 질환이 있는데 중재적 방법으로 교정될 수 없는 경우 이식 대상에서 제외되기도 하지만, 병원에 따라서 그 기준은 다를 수 있습니다.

② 요로감염 및 신경인성 방광

당뇨병인 이식 환자에게서는 신경인성 방광(신경계 질환으로 인해 방광과 요도 기능에 이상이 생겨 배뇨 장애나 요실금 같은 증상이 나타나는 경우)이 동반되는 경우가 많습니다. 신경인성 방광 때문에 요로감염의 빈도가 비당뇨병 환자보다 높으므로 경구용 예방적 항생제를 장기간 사용할 것을 권합니다.

③ 이식콩팥에서 당뇨병성 신증 재발

수술 후 혈당 관리가 미흡하면 거의 모든 이식콩팥에서 재발성 당뇨병성 신증이 나타납니다. 췌장이식을 동시에 시행하거나 적극적인 인슐린 치료로 정상 혈당을 유지하면 이런 병변들을 방지할 수 있습니다. 당뇨병성 신증이 재발되면 단백뇨가 나타나고, 수년이 지난 후 콩팥 기능이 나빠지기 시작합니다.

④ 콩팥-췌장 이식

당뇨병성 신증 환자에게 췌장이식은 콩팥이식의 보조치료 정도로 간주되어 왔습니다. 하지만 최근에는 콩팥-췌장 이식을 가급적 같이

하는 것을 추천하고 있습니다. 수술 기법이 많이 발달했고 수술 후 적극적인 모니터링을 통해 췌장의 기능을 잘 유지할 수 있기 때문입니다.

콩팥-췌장 이식을 동시에 시행하면 인슐린 치료와 투석을 모두 끊게 되어 삶의 질이 향상됩니다. 혈당이 정상적인 상태를 계속 유지하기 때문에 당뇨병성 신증의 재발이 줄어들고 당뇨병성 신경증도 호전됩니다. 당뇨병성 미세혈관 합병증도 호전되거나 진행을 막을 수 있을 것으로 기대됩니다.

3 우리나라 콩팥이식의 성적

콩팥이식 환자의 생존율과 이식콩팥의 생존율

최근 20년간 콩팥이식 환자의 생존율과 이식콩팥의 생존율은 모두 눈에 띄게 높아졌습니다. 이는 면역억제제와 수술 술기의 발달, 수술 후 환자 관리 능력의 향상 덕분입니다. 따라서 말기 콩팥병 환자의 치료 방법에서 콩팥이식이 가장 좋은 방법으로 선택되고 있습니다.

이식콩팥의 생존율은 전체 이식 환자 중에서 이식콩팥이 순조롭게 기능해 투석이 더 이상 필요하지 않은 경우가 얼마인지를 계산합니다. 병원마다 차이가 있지만 국내의 경우 1년 생존율이 90~95%, 10년 생존율이 70~80%입니다. 이는 생체 이식과 뇌사자 이식을 모두 합친 것으로, 생체 이식만 따로 계산하면 생존율이 더 높습니다.

당뇨병 환자의 콩팥이식 성적

당뇨병 때문에 말기 신부전을 얻은 경우가 꾸준히 증가하는 추세입니다. 2015년 국내 자료에서도 말기 신부전 발생 원인 가운데 당뇨병이 48%로, 전체의 반 정도를 차지하고 있습니다.

과거에는 당뇨병 환자의 콩팥이식이 기피되었습니다. 왜냐하면 부신피질호르몬의 사용과 여러 가지 동반 질환, 동맥경화증에 따른 합병증 등으로 생존율이 낮을 것으로 예상되었기 때문입니다.

그러나 최근 국제 연구에 따르면 당뇨병이 아닌 환자와 비교했을 때 큰 차이가 없다고 합니다. 국내에서도 콩팥이식을 시행받은 당뇨병 환자군과 비당뇨병 환자군 사이의 이식 생존율에 큰 차이가 보이지 않습니다. 하지만 이식 후에 당뇨병을 철저히 관리해야 하고 동맥경화증에 따른 혈관 질환이 나타나지 않도록 관리하는 것이 중요합니다.

콩팥-췌장 동시 이식 환자의 경우, 1년 환자 생존율(90% 이상) 및 이식콩팥 생존율(80% 이상)은 콩팥 단일 이식의 경우와 비슷하고, 1년 동안 70% 이상의 환자가 인슐린 없이 혈당 조절이 가능합니다.

콩팥이식 후 사망 원인

외국의 보고를 보면 콩팥이식 후 사망 원인이 1990년 이전 통계에서는 감염, 심혈관 질환, 악성 질환 등의 순으로 보고되었습니다. 그런데 1990년 이후에서는 심혈관 질환, 감염, 악성 질환의 순으로 바뀌었습니다. 즉 감염에 의한 사망이 감소하고 심혈관 질환에 의한 사망이 증가하는 현상을 보이고 있습니다.

우리나라의 경우 콩팥이식 환자의 사망률은 이식 후 1년 이내에 가장 높고, 가장 흔한 사망 원인은 감염이었습니다. 특히 이식 후 초기에 발생하는 거부반응이나 이식콩팥 기능 지연에 따른 치료 과정 중 발생하는 감염 및 합병증이 환자의 사망 원인과 관련이 높습니다. 그러므로 수술 후 적절한 면역억제제의 선택과 용량 조절로 거부반응을 줄이고 감염을 적극적으로 치료하면 환자의 생존율을 높일 수 있을 것입니다.

우리나라에서도 이식 후 생존 기간이 길어질수록 심혈관 질환과 악성종양이 증가합니다. 면역억제제를 투여받는 이식 환자는 악성종양의 조기 발견을 위한 정기적인 위내시경, 대장내시경, 산부인과 검진 등의 선별 검사가 필요합니다. 또 이상이 발견되면 확진을 위해 적극적으로 노력해야 합니다. 이식 전에 혈관계 질환의 과거력이 있으면 이식 후에도 재발할 가능성이 매우 높으므로 정기적인 혈관계 질환 검진이 필요합니다.

4 뇌사자 이식 대기 시 준비할 것들

말기 신부전증을 치료하는 가장 우수한 치료법은 콩팥이식이지만 모든 환자가 가족 또는 친지로부터 콩팥을 공여받을 수 있는 상황은 아닐 것입니다. 이 경우, 혈액투석이나 복막투석 치료를 받으면서 뇌사자 이식 대기자 등록을 해두어야 합니다.

투석 치료를 시작할 때에 담당 신장내과 의사가 이식 대기자 등록에 대해 안내해 주기는 하지만 투석 치료 자체에 신경 쓰다 보면 이식 대기자 등록에 소홀해질 수가 있습니다. 뇌사자 장기이식은 등록만 해두면 자동으로 처리되는 단순한 과정이 아닙니다. 빠른 시간 내에 안전한 방법으로 이식받기 위해서는 올바른 대기자 관리 요령이 필요합니다.

이식 대기자 등록 시기

우리나라는 투석을 시작해야 이식 대기자에 등록할 자격이 주어집니다. 따라서 투석과 동시에 이식 대기자 등록을 신청하는 것이 중요합니다.

이식 대기자 등록 시점에 처음 진행하는 일은 혈액 채취입니다. 혈액형과 HLA항원을 검사하고 B형 간염, C형 간염 등 다양한 감염에 대한 혈청학적 검사를 받습니다. 이때 여러 면역 검사, 암, 심장병, 감염 등을 평가하여 이상이 발견되면 이에 대한 조치가 필요합니다. 나중에 이식받을 때에 이식 수술이나 면역억제제를 감당할 수 있는 건강 상태를 유지하는 것이 중요합니다.

정기 검체 관리 시기

처음 이식 등록을 할 때 채취한 혈액은 전국의 뇌사자 발굴 전문병원이나 기관에 혈액 검체가 나뉘어 보관됩니다. 뇌사 장기 수혜 후보가 되었을 때 교차반응 검사를 하는 데 필요하기 때문입니다. 환자의 혈액 내 항체는 매년 달라질 수 있고 검체도 오래되면 이용할 수 없기 때문에 교차반응용 혈액을 반복하여 채혈하는 것이 중요합니다. 이를 정기 검체 관리라고 합니다. 보통 2년마다 새롭게 채혈합니다.

뇌사자 이식 등록을 해놓고도 정기 검체 관리를 받지 않아 대기 기간을 인정받지 못하고 이식 대기자 순위에서 밀리는 환자들이 간혹 있습니다. 이런 일이 생기지 않도록 등록 병원의 장기이식 코디네이터의 안내에 따라 정기적인 검진과 처치를 잘 받아야겠습니다.

이식 대기 기간은 환자에 따라 크게 다를 수 있습니다. 무엇보다 혈액형에 따라 큰 차이를 보입니다. AB형 환자는 다른 혈액형에 비해 상대적으로 대기 기간이 짧은 반면, O형 환자는 대기 기간이 가장 긴 편입니다.

이식 대기 기간을 줄이기 위해서는 확장범주 공여자로부터 콩팥을 받는 방법도 생각해 볼 수 있습니다. 확장범주 공여자로부터 콩팥을 받을 경우, 이상적인 콩팥에 비해 장기간의 생존율은 좋지 않지만 투석에 비해 사망률이 의미있게 감소하고 재이식 받는 데도 유리하게 작용하므로 적극적으로 고려하는 것이 좋습니다. 뇌사자의 콩팥 상태가 나쁘면 확장범주 공여자로 사용되지 않습니다. 그러므로 확장범주 공여자란 사용해 볼 수 있는 콩팥이라는 의미이기도 합니다.

 확장범주 공여자

뇌사 공여자는 크게 표준범주와 확장범주로 나눈다.
최적의 질을 가진 공여 장기를 표준범주라 한다면, 일시적으로 콩팥 기능이 떨어져 있거나 소량의 단백뇨가 있는 경우 또는 공여자의 나이가 많은 경우를 확장범주라고 한다.

일부 환자들은 HLA항원에 대한 항체가 많아 오랜 시간 기다려도 뇌사 이식이 이루어지지 않는 경우가 있습니다. 이런 상태를 '감작되었다'고 말합니다. 이 같은 감작 환자는 정기적으로 항체 역가를 검사해야 하고, 필요시 탈감작 치료를 받는 것이 효과를 볼 수 있습니다. 담당 의사와 상의하여 문제를 해결하는 것이 바람직합니다.

검체 관리 시기에 무엇보다 중요한 것은 올바른 투석치료와 식이요법 등으로 건강한 몸 상태를 유지하는 것입니다. 만약 심장 질환, 뇌질환 등 심각한 투석 합병증이 발생한다면 콩팥이식을 받아도 정상적인 생활을 영위하기 어렵습니다.

뇌사 이식 후보 선정 시기

이식 대기자 등록을 하고 나서 몇 년이 지나면 장기이식센터에서 연락이 옵니다. 이식 대기자 선정 후보 몇 순위가 되어 교차반응 검사를 시행할 예정이니 집이나 병원에서 대기하라는 내용입니다. 처음에는 순위가 낮지만 연락받는 회수가 많아질수록 점점 높은 순위로 올라가다가 결국 최종 후보로 선정되면 이식을 받을 수 있습니다.

이 시기에는 건강관리에 좀 더 힘써야 합니다. 담당 의사와 상의하여 심장병같이 흔한 투석 합병증 및 암, 감염 등의 다른 내과적 질환에 대한 검사·관리에 주의를 기울이는 것이 바람직합니다. 일상생활

중에 갑자기 병원에 입원하여 이식을 받게 될 수도 있습니다. 따라서 수술 전후의 절차를 올바로 이해하고 이때 필요한 주변 상황을 미리 준비해 두면 도움이 될 것입니다.

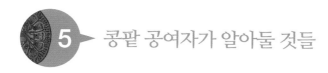

5 콩팥 공여자가 알아둘 것들

콩팥 공여자 평가

우리는 주변에서 장기이식과 관련된 미담을 흔히 듣곤 합니다. 부모가 자식에게, 자식이 부모에게, 부부간, 형제간에 혹은 서로 모르는 남남끼리 장기를 주고받았다는 이야기를 들으면 마음이 훈훈해지지요. 하지만 아무리 사랑하는 가족이나 막역한 사이라 하더라도 장기공여를 당연히 여기거나 강요할 수 없습니다. 그만큼 장기공여는 당사자에게 신체적·심리적 위험과 부담감이 따르는 일이기 때문입니다.

콩팥이식의 경우, 다른 장기이식과 마찬가지로 공여자의 안전을 최우선으로 여깁니다. 콩팥 공여자가 나서면 자발적 의사에 따라 공여하는 것인지를 가장 먼저 확인합니다. 이식 수술 전에 공여자가 받게 되는 평가와 검사에는 다음과 같은 항목이 있습니다.

- 공여자를 보호하기 위한 윤리적 · 정신적 측면 평가
- 공여자의 콩팥 기능 평가
- 콩팥 하나를 제거한 후 공여자에게 올 위험성 평가
- 이식 후 전염될 수 있는 여러 가지 질환들에 대한 평가
- 유전성 콩팥 질환 및 당뇨병성 신병증 등 가족성 경향이 있는 콩팥질환에서 혈연 간의 생체 콩팥이식 시 공여자 보호를 위한 검사
- 수혜자와의 면역학적 일치 정도에 대한 평가
- 이식 수술을 위한 공여자의 해부학적 상태에 대한 평가
- 암 검진을 포함한 전반적인 건강상태 평가

이식 수술과 관련된 위험성

콩팥 절제술은 약 60년 전부터 지금까지 세계적으로 12만 명 이상의 공여자에게 시행되어 왔습니다. 이식 수술과 관련된 위험성은 크게 두 가지로 나누어 볼 수 있습니다. 첫째는 수술 자체로 인하여 생길 수 있는 위험성이고, 둘째는 수술 후 콩팥이 하나만 남은 상태에서 일어날 수 있는 장기적인 위험성입니다.

① 수술 전후의 위험성

일반적으로 공여자의 콩팥절제술은 유병률과 사망률의 위험성이 매우 낮은 안전한 수술로 알려져 있습니다. 지금까지의 보고에 따르면 공여자 콩팥절제술에 따른 사망률은 1만 건당 3명 이하입니다. 길에서 교통사고로 사망할 확률인 0.02%와 비슷한 확률입니다.

이외에 일반적인 수술 후에 생길 수 있는 합병증이 드물게 발생합니다. 출혈, 감염, 기흉(폐에 구멍이 생겨 호흡이 곤란해지는 질환) 및 심부정맥 혈전증(다리 정맥 안에 생긴 혈전 때문에 발생하는 질환) 등입니다.

공여자 콩팥절제술 이후 합병증 발병 비율

합병증	발생 비율(%)
사망률	0.02~0.03
출혈	2.2
장폐쇄	1.0
복강경 수술에서 개복술로의 전환	0.7~1.14
재수술	0.2
수혈	0.4
수술부위 감염	2.1
요로감염	4.5
재입원	0.9~2.0
탈장	0.8
말기 콩팥 질환	0.01~0.02
고혈압	15~25

출처: 미국 콩팥이식 후 등록사업

위험성을 100퍼센트 완벽하게 없앨 수는 없지만 의료진은 치밀하고 세심한 준비와 수술로 이런 위험성을 줄이려고 노력하고 있습니다.

② 장기적인 위험성

콩팥절제술을 받은 공여자는 시간이 지나면서 남아 있는 콩팥이 좀 더 커지고 기능도 더 증가합니다. 콩팥이 두 개 있을 때와 비교해 약 70~80%까지 회복됩니다. 따라서 공여자가 장기적으로 말기 콩팥 질환으로 진행될 가능성은 매우 낮습니다. 기증 후에 혈압이 약간 상승할 수 있고 통풍(관절 내 공간과 조직에 요산이 들러붙으면서 발생하는 다양한 질환) 같은 대사 질환이 나타날 확률이 약간 증가할 수 있습니다. 하지만 이러한 것들은 충분히 관리가 가능합니다.

장기적으로 콩팥 공여자의 수술 후 기대 수명은 일반인 기대 수명보다 짧지 않습니다. 수술 전에 세심한 검사 및 준비를 하면서 건강한 사람들이 공여자로 선택되기 때문에 그럴 것입니다.

공여자의 심리적 문제

콩팥 공여를 결심하기까지는 심리적인 문제가 중요하게 작용합니다. 예컨대 어머니가 심각한 콩팥 질환을 앓고 있다고 했을 때 그 아들딸이나 남편, 형제들은 고민을 하게 됩니다. '우리 집안에서 가장 젊고 건강한 내가 콩팥을 드려야 하지 않을까?' '어머니가 저렇게 고생하시는데 나는 수술이 두려워 망설이고 있다니!' '애들은 앞길이 창창하니 남편인 내가 희생해야 하지 않을까?' 이처럼 콩팥 공여에 대한 중압감은 수혜자와 가까운 가족일수록 더 심하게 느낍니다.

하지만 반드시 기억해야 할 것은 가족이라고 해서 반드시 콩팥 공여의 의무를 져야 할 필요는 없다는 사실입니다. 본인의 자발성이 아닌 의무감이나 체면 때문에 마지못해 결정하는 일은 피해야 합니다. 공여를 결심했다고 하더라도 수술이 두렵거나 처한 상황이 달라지면 언제라도 공여 의사를 철회할 수 있습니다. 이 점을 꼭 명심해야 합니다.

일례로 한 남성이 아버지에게 콩팥을 공여한 일이 있습니다. 콩팥이식 이후 아버지는 건강을 회복했지요. 그런데 콩팥을 공여한 아들은 우울증에 빠져 몇 년간 고생했습니다. 알고 보니 아들은 주위의 눈총과 의무감으로 콩팥을 공여한 탓에 스트레스가 컸다고 합니다. 부모도 우울증에 빠진 자식을 보면서 많이 가슴 아파하고 힘들어 했습니다. 이런 사례를 보면 좀 더 세심하게 공여 의사를 확인하고 진행해야 한다는 점을 알 수 있습니다.

또 다른 심리적 문제도 있습니다. 이식 전 검사에서는 이상이 없더라도 이식 후에 일어날 수 있는 거부반응이나 이식 실패에 대한 두려움입니다. 이것은 공여자와 수혜자 모두에게 중요하고도 심각한 문제여서 이식 팀과의 사전 대화를 통해 충분한 이해가 필요합니다. 예컨대 거부반응이 얼마나 자주 일어나는지, 그럴 경우 어떻게 치료하는지, 치료에 대한 반응은 어떻게 나타나는지 등을 잘 알고 있어야 합니다.

이식 수술 당사자들에게는 수술 전후에 발생하는 모든 문제를 언제든지 의논할 수 있는 핫라인(비상시 이용할 수 있는 직통 전화)이 개통됩니다. 공여자와 수혜자는 이 핫라인을 반드시 주지하고 실제로 경험해 보는 것이 좋습니다. 이 같은 준비가 잘 되었을 때 비로소 공여자나 수혜자 모두 편안한 마음으로 이식 수술을 받아들일 수 있습니다.

공여자를 중심으로 한 수술 절차

공여자는 콩팥절제술을 위해서 4~7일 정도 입원하게 됩니다. 많은 경우에 복강경으로 수술이 진행되기 때문에 입원 기간이 길지 않습니다. 외래에서 이미 많은 검사를 시행한 상태이기 때문에 수술 직전에는 더 검사할 것이 없습니다.

수술 전날에는 마취와 수술에 필요한 검진을 받고 설명을 듣습니다. 전신마취를 하고 복강경을 통해 수술하는 데 2시간 정도 걸립니다. 이후 회복실로 옮겨지고 마취가 충분히 풀린 뒤에 병실로 오게 되지요.

건장한 20대 남성의 경우에도 수술 후 3~4일은 통증을 느낄 수 있습니다. 일주일 정도는 호흡, 식사, 배변 등에 어려움이 따르기도 합니다. 하지만 요즘에는 수술 후 통증이 나타났을 때 다양한 약물로 잘 조절하므로 너무 걱정할 필요는 없습니다. 공여자는 수술 후 2주 정도 지나면 일상생활로 돌아갈 수 있습니다.

모든 공여자는 퇴원한 후에도 정기적으로 검진을 받게 되고, 이식 팀이 항상 가까이에서 건강한 삶을 유지하도록 도와줄 것입니다.

2

콩팥이식 수술은 어떻게 진행될까?

생체 이식은 콩팥을 공여하는 사람의 옆구리 쪽을 절개하거나 복강경을 통해 이식할 콩팥을 떼어냅니다. 일반적으로는 혈관 길이 등을 고려하여 공여자의 왼쪽 콩팥을 떼어내는 경우가 많습니다. 콩팥 조직이 손상되지 않도록 얼음을 가득 채운 바스켓에 콩팥을 담근 후에 공여자의 혈액을 씻어냅니다. 그 다음 에 콩팥 주변에 있는 지방층과 다른 조직을 제거하고 동맥과 정맥, 요관을 깨 끗이 분리합니다.

1 ▶ 콩팥이식 전에 필요한 검사

조직적합항원

우리 몸은 타인의 장기를 이식받았을 때 배척하려는 경향이 있습니다. 일종의 보안 경비 시스템처럼 '외부에서 수상한 물질이 들어왔다. 공격하라!' 같은 반응이 일어나는 것이지요. 이는 타인의 항원 인식 과정을 통해 '자신의 것'과 다름을 인지하고 배척하려는 면역반응 중 하나입니다.

동물의 몸을 구성하는 모든 세포에는 타인의 항원 인식 과정에 관여하는 유전자와 단백이 있습니다. 이를 MHC항원(Major Histocompatibility Complex Antigen : 주요 조직 적합 복합체 항원)이라 하고, 사람의 MHC항원을 HLA라고 부릅니다. HLA는 사람이 면역반응

과정에서 '나'와 '남'을 구분할 수 있게 하는 '자신만의 이름표'라 할 수 있습니다. HLA는 보통 classI과 classII로 구분되며 콩팥이식에서는 대개 classI의 HLA-A, B와 classII의 HLA-DR 검사를 하게 됩니다. 최근에는 ClassII의 HLA-DQ 검사도 진행합니다.

조직적합성 관련 검사

수혜자와 공여자의 HLA항원 일치 정도를 확인하는 검사가 조직적합성 관련 검사입니다. HLA항원은 모든 세포에 나타나므로 편의상 혈액 속에 있는 백혈구를 추출하여 HLA항원을 검사합니다. 백혈구 표면에 있는 HLA항원으로서 HLA-A, B 및 DR 좌위가 존재하며 조직적합성 관련 검사는 각각 이들 좌위의 두 유전자 형태를 검사하게 되며 총 6개의 유전자 형태를 비교합니다.

혈연 간 이식의 경우 수혜자와 공여자의 HLA항원 일치 상태에 대해서 3가지 경우, 즉 HLA 완전 일치, HLA 절반 일치 및 HLA 불일치가 가능합니다. 부모와 자식 간에는 HLA항원이 반드시 절반 일치하며, 형제간에는 완전 일치가 될 확률이 25%, 절반 일치가 될 확률이 50%, 불일치가 될 확률이 25%입니다.

조직적합성 검사는 혈액 검사로 시행하며 수혜자와 공여자 간에 HLA 불일치 항원의 개수가 많을수록 거부반응 빈도가 높고 이식 콩팥 생존율이 낮습니다. 따라서 부모 자식 간이나 형제자매 사이의 이식이 비혈연 간의 경우보다 이식 장기가 성공적으로 유지될 수 있습니다.

그런데 최근에는 면역억제제가 발전하여 HLA항원 일치 정도의 중요성이 과거에 비해 많이 감소하였습니다. 이것이 HLA항원 불일치 콩팥이식도 많이 시행되고 있는 이유입니다.

HLA 교차시험(교차반응 검사)

HLA 교차시험은 수혜자의 혈액 내에 공여자의 HLA항원에 반응하는 항체가 존재하는가를 판정하는 검사입니다.

이 검사 역시 혈액 검사로 시행합니다. 검사 결과가 양성이면 콩팥 수혜자의 혈액 중에 공여자의 세포를 파괴하는 항체가 이미 존재함을 의미합니다. 수술 후 초급성 거부반응 발생 및 항체 매개성 거부반응을 예측하거나 진단하기 위해 검사합니다.

이런 HLA항원에 대한 항체는 수혜자가 과거에 수혈, 임신, 또는 콩팥이식을 받은 경우에 HLA항원에 노출되어 생성되므로 이식 예정인 수혜자는 가급적 수혈을 피하면서 항체가 생성되지 않도록 예방하는 것이 중요합니다. 검사 결과가 양성이면 공여자를 바꾸거나 적절한 전처치(前處置)를 시행하여 반응성을 없애고 수술해야 합니다. 이럴

항체

　몸속의 특정 세포에서 만들어지는 일종의 단백질로서 외부 감염에 대해 방어 작용을 한다. 즉 세균이나 바이러스 같은 외부 항원과 특이적으로 결합하여 이러한 미생물들을 무력화시킨다.

　우리가 흔히 볼 수 있는 항체 반응으로 예방접종을 들 수 있다. B형 간염 백신은 B형 간염 바이러스 구조와 유사한 단백질 항원을 포함하고 있는데, 예방접종을 하면 이 항원에 대한 특이 항체, 즉 B형 간염 바이러스 중화항체가 몸속에 생겨 B형 간염 바이러스 감염에 대한 방어 능력을 얻게 된다. 이렇듯 항체는 우리 몸의 면역반응에 있어서 좋은 역할을 하지만, 장기이식을 했을 때 이식된 장기도 세균이나 바이러스처럼 여기기 때문에 거부반응을 초래할 수 있다.

때는 담당 의사와 적극적으로 의논해야 합니다.

패널반응항체 검사

　패널반응항체(panel reactive antibody, PRA) 검사는 예비 수혜자의 혈액 내에 다른 사람에 반응하는 항체가 있는지를 알아보는 검사입니다. 항체가 존재할 경우 항체의 양과 어떤 HLA항원에 대한 항체를 가지고 있는지를 미리 알아냅니다. PRA 검사를 통하여 이식 전에 수혜자가 교차시험 음성을 보일 공여자를 만날 가능성과 장기이식 대기 시간을 예측할 수 있습니다. 일반적으로는 뇌사자 콩팥이식을 대기하는 환자를 대상으로 시행합니다.

혈액형 검사

　일반적으로 콩팥 공여자의 혈액형은 수혜자에게 수혈이 가능한 혈액형이어야 합니다. 따라서 수혜자의 혈액형이 A형이면 공여자의 혈액형은 A형 또는 O형, 수혜자의 혈액형이 B형이면 공여자의 혈액형은 B형 또는 O형, 수혜자의 혈액형이 AB형이면 공여자의 혈액형은 A형, B형, AB형, 또는 O형이어야 하고 수혜자의 혈액형이 O형이면 공여자의 혈액형이 O형일 때만 가능합니다. Rh형의 일치 여부는 이식 가능 여부와 관계가 없습니다.

　과거에는 콩팥 공여자와 수혜자 간 혈액형이 일치하지 않을 경우 이식이 불가능한 것으로 여겨졌습니다. 수혜자 혈액 내에 정상적으로 존재하는 ABO 혈액형 항체가 수혜받은 콩팥을 공격하여 초급성 거부반응을 일으켰기 때문입니다. 하지만 최근 이식 분야의 발전에 따라 혈액형이 일치하지 않은 경우에도 이식 수술 전 ABO 불일치 혈액형 항체의 역가를 낮추는 전처치를 통하여 콩팥이식이 성공적으로 시행되고 있습니다. 혈액형 불일치 콩팥이식에 대해서는 다음 장에서 자세히 설명하겠습니다.

그 밖의 검사들

앞에서 말한 면역학적 검사 외에도 성공적인 이식과 면역억제제의 장기적 사용을 위해 다양한 검사를 시행합니다. 수술을 시행하는 병원마다 검사 항목에 차이가 있을 수는 있지만 대개 비슷합니다. 다음은 서울대학교병원에서 시행하는 이식 전 검사 항목들입니다.

	공여자	수혜자
1차 검사	혈액형 조직적합항원 기본 혈액 검사(백혈구, 적혈구, 혈소판, 전해질, 간 기능, 콩팥 기능) 소변(혈뇨, 단백뇨) B형 간염, C형 간염 HIV · 매독 검사 흉부엑스레이 심전도	혈액형 조직적합항원 패널반응항체(PRA) 기본 혈액 검사(백혈구, 적혈구, 혈소판, 전해질, 간 기능, 콩팥 기능) 소변(혈뇨, 단백뇨) B형 간염, C형 간염 HIV · 매독 검사 흉부엑스레이 심전도
2차 검사	당뇨 · 고지혈증 바이러스 감염 여부(HBV, EBV, CMV, HSV) 결핵 위/대장 내시경 콩팥 CT 전립선암(남자 40세 이상) 유방암, 자궁경부암(여성)	사구체신염 당뇨, 고지혈증 바이러스 감염 여부(HBV, EBV, CMV, HSV) 결핵 위/대장 내시경 콩팥 CT 대장암 전립선암(남자 40세 이상) 유방암, 자궁경부암(여성) 심장초음파 심장SPECT(당뇨 또는 60세 이상)

2 콩팥이식 수술 과정과 수술 직후의 문제들

기존 콩팥 아래에 새 콩팥을

콩팥이식 수술에 관해 잘못 알려진 상식 중 하나가 원래 콩팥을 떼어내고 그 자리에 새로운 콩팥을 이식한다는 것입니다. 그렇다면 실제 수술은 어떻게 진행될까요? 기존의 약해진 콩팥은 그대로 놓아두고 공여자의 콩팥을 환자의 오른쪽 복부 아래 골반에 이식하는 경우가 대부분입니다.

기존 콩팥을 그대로 두는 이유는 약해진 콩팥을 떼어내는 일이 기술적으로 어렵기 때문입니다. 콩팥 동맥과 콩팥 정맥이 이미 약해져 있어서 새 콩팥을 연결해도 혈류를 유지하기 힘듭니다.

복부 아래 골반에 이식하는 이유는 환자의 회장(소장의 마지막 부위)

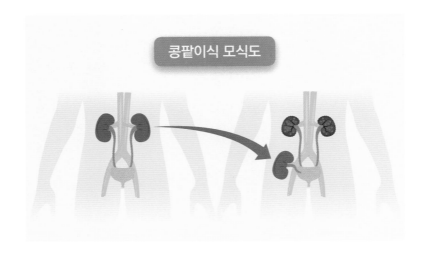

콩팥이식 모식도

동맥과 회장 정맥으로 이식콩팥을 연결해야 하기 때문이다. 공여자의 콩팥을 절제할 때 요관의 길이도 짧아지므로 방광에 가까워야 수술이 쉽습니다.

콩팥이식 수술의 순서

콩팥이식 수술은 크게 생체 이식과 뇌사자 이식이 있으며 각각의 순서는 다음과 같습니다.

우선 생체 이식은 콩팥을 공여하는 사람의 옆구리 쪽을 절개하거나 복강경을 통해 이식할 콩팥을 떼어냅니다. 일반적으로는 혈관 길이 등을 고려하여 공여자의 왼쪽 콩팥을 떼어내는 경우가 많습니다. 콩팥 조직이 손상되지 않도록 얼음을 가득 채운 바스켓에 콩팥을 담근 후에 공여자의 혈액을 씻어냅니다. 그 다음에 콩팥 주변에 있는 지방층과 다른 조직을 제거하고 동맥과 정맥, 요관을 깨끗이 분리합니다.

대부분의 사람은 콩팥 동맥이 한 개, 콩팥 정맥이 한 개이지만 사람마다 두 개 또는 세 개인 경우도 있습니다. 이때는 혈관을 서로 이어 붙여 한 개로 만들거나 수혜자의 복강 내에 있는 혈관으로 이어 붙입니다. 이 작업이 끝나면 수혜자의 우측 복부 아래 골반을 열고, 혈관에 새로운 콩팥과 잇는 수술을 시행합니다. 당뇨병으로 췌장을 이식받거나 앞으로 받을 가능성이 있으면 새로운 콩팥을 왼쪽 하복부에 심습니다.

한편, 뇌사 이식은 환자의 혈액형과 조직적합성이 맞는 뇌사자의 콩팥을 이식받는 것입니다. 뇌사자의 콩팥이 얼음과 관류액에 담겨 수술 장소로 옮겨지는 동안, 수혜자는 이식받을 준비를 합니다. 콩팥이 도착하면 생체 이식과 같은 방법으로 수술을 시행합니다.

콩팥을 이식받는 사람에게는 대체로 당뇨병이나 고혈압, 사구체신염 등 여러 가지 기저질환(평소 환자가 가지고 있던 만성 질환)이 있습니다. 이런 질환 때문에 말기 신부전에 이르러 이식 수술을 받게 되는 것이고 따라서 수술에 여러 어려움이 따릅니다. 예컨대 환자의 혈관에 발생한 동맥경화나 석회화로 인해 혈관 연결이 힘든 경우가 있습니다. 소변량이 없거나 매우 줄어든 상태여서 방광 용적이 30~100cc 정도, 즉 정상의 1/3 이하로 줄어든 경우도 많습니다. 이 때문에 이식하는 콩팥의 요관을 이어 붙이기가 힘들고 요관이 빠지거나 이어 붙인 틈새로 소변이 새는 합병증이 발생할 수도 있습니다.

두 번째, 세 번째 콩팥이식 수술

이식콩팥의 생존율이 늘어나고 환자의 생존율 또한 함께 늘면서 두 번째 이식을 받는 경우가 있고, 흔하지 않지만 세 번째 이식을 받는 경우도 있습니다. 두 번째 콩팥은 첫 번째 콩팥의 반대쪽 복부 아래 골반에 이식합니다. 물론 첫 번째 이식받은 콩팥도 출혈이 있거나 심한 감염, 거부 반응의 증상/징후가 발생하지 않으면 제거하지 않습니다. 결국 콩팥 4개를 가지게 된 셈입니다.

세 번째 이식은 그보다 훨씬 난이도가 높아 복강 내에 대동맥과 대정맥에 바로 연결하거나 기존 이식콩팥을 제거하고 연결하는 방법이 있습니다.

이식 수술 후 합병증이나 후유증

이식 수술 후에는 여러 가지 합병증이나 후유증이 생길 수 있습니다. 소변이 붉은색으로 보이는 육안적 혈뇨나 이식콩팥 주변에 피가 고이는 혈종은 흔한 일입니다. 대부분은 재수술 없이 저절로 낫습니다.

하지만 출혈량이 많아 이식콩팥에 압력이 가해지고 요관이 그 압력에 눌리면서 소변량이 감소하는 경우에는 혈종 제거 수술을 시행해야 합니다. 때로는 이식콩팥의 요관이 빠지거나 이식콩팥 혈관이 좁아져 재수술이나 시술이 필요한 경우도 있습니다.

우리나라 콩팥이식 수술의 성공률은 95% 이상으로 다른 선진국에 비해 좋은 결과를 보이고 있습니다. 경험이 많고 숙련된 여러 분야의 전문의가 협의하여 콩팥이식 수술을 진행하기 때문에 성공률은 점점 더 올라갈 것입니다.

현재 대부분의 센터에서 환자 개개인의 기저질환에 알맞은 맞춤 치료를 시행하고 있습니다. 지속적으로 환자의 경과를 관찰하고 공여자 및 보호자와 상세하게 적극적으로 의논한 후 수술을 결정하기 때문에 이제 콩팥이식 수술은 적극적으로 권장할 만한 치료 방법이 되었습니다.

3 혈액형 부적합 이식

혈액형 부적합 이식의 역사

혈액형은 20세기의 시작인 1900년에 오스트리아 출신의 미국 과학자 카를 란트슈타이너에 의해 발견되었습니다. 이 공로로 카를 란트슈타이너는 1930년에 노벨 생리의학상을 받게 됩니다.

혈액형은 적혈구 표면에 나타나는 항원에 의해 A, B, O, AB형으로 구분됩니다. 개인은 자기 혈액형이 아닌 다른 ABO 혈액형 항원에 대한 항체를 자연적으로 만듭니다. 즉 혈액형이 A형인 사람은 B형 적혈구에 대한 자연항체를 만들고, 반대로 B형의 경우 항A 혈액형 항체를 만듭니다. O형인 경우에는 항A와 항B 혈액형 항체를 모두 가지게 되며, AB형의 경우는 항체를 만들지 않습니다.(88쪽 그림 참조)

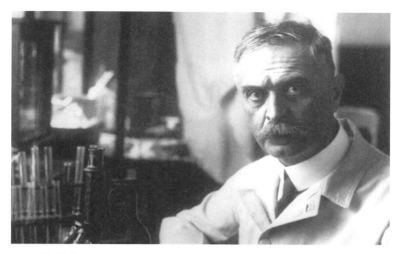

혈액형을 발견한 공로로 1930년에 노벨 생리의학상을 받은 카를 란트슈타이너.

누군가가 어떤 원인으로 수혈이 필요한 상황에 처했다고 생각해 봅시다. 만일 그 환자의 혈액형에 부적합한 적혈구를 수혈하면 부적합 혈액형 적혈구에 대한 자연항체의 공격으로 적혈구가 파괴되는 용혈이 일어납니다. A형인 환자는 B형 항체를 가지고 있기 때문에 B항원이 없는 A형 혹은 O형의 혈액을 수혈받아야 합니다. O형의 경우에는 반드시 O형 혈액형만 수혈받을 수 있으며, AB형의 경우 항체가 없기 때문에 이론적으로 모든 혈액형을 수혈받을 수 있습니다.

ABO 혈액형 항원은 적혈구뿐만 아니라 몸 안에 있는 많은 다른 세포에서도 나타납니다. 혈관의 내피세포와 콩팥의 실질세포에도 ABO 혈액형 항원이 발현됩니다. 따라서 혈액형이 적합하지 않은 공여자로부터 특별한 처치 없이 콩팥이식을 받으면 수혜자 몸속에 있는 항

ABO 혈액형 항체

	A형	B형	AB형	O형
적혈구 종류	A	B	AB	O
항체	B항체	A항체	없음	B항체 A항체
항원	A항원	B항원	A항원 B항원	없음

체가 공여자 콩팥의 실질세포와 혈관세포를 공격하게 됩니다. 그 결과 초급성 거부반응을 일으키게 되지요. 이러한 거부반응은 그 속도가 빠르고 손상 강도가 매우 심합니다. 이식된 장기에 혈류 공급이 되지 않는 치명적인 손상을 일으키기 때문에 오랫동안 금기시되어 왔습니다.

예전에는 병원의 부주의로 의도치 않게 혈액형 부적합 콩팥이식을 했을 때 이러한 거부반응이 나타나곤 했습니다. 콩팥이식에 처음 성공한 1950년대에 실험적으로 행해졌던 혈액형 부적합 이식은 모두 실패했고, 이후 30년 동안 시도되지 않았습니다. 혈액형 불일치의 장벽은 넘을 수 없다고 생각했던 것이지요.

그러던 중 1987년에 벨기에 의사인 알렉상드르가 혈액형 부적합 콩팥이식으로 26명을 성공시킨 결과를 발표했습니다. 이후에 뇌사자 공여 이식이 극히 소수인 일본에서 1989년부터 혈액형 부적합 이식을 시작했습니다. 그 결과, 일본에서는 혈액형 부적합 이식이 생체 콩팥이식의 30% 정도를 차지하게 되었습니다. 우리나라에서도 최근 많이 증가하여 생체 콩팥이식의 20% 정도까지 올라갔습니다.

그동안의 관찰에 따르면 혈액형 항체에 의한 장기이식 거부반응은 이식 후 2주 내에 주로 일어납니다. 이 시기를 지나면 거부반응이 일어나지 않았습니다. 혈액형 항체의 표적이 되는 혈관내피세포가 항체 공격에 적응하고, 항체 공격에 대한 방어력을 얻으면서 거부반응이 일어나지 않는 것입니다. 혈액형 부적합 이식의 성공은 이식 수술 직후 중요한 시기인 2주 동안 거부반응을 일으키는 혈액형 항체를 제거하는 치료를 개발함으로써 가능해진 것입니다.

혈액형 부적합 이식의 이점

말기 신부전증 환자에게 콩팥이식이 가장 이상적인 치료 방법이라는 사실은 두말할 나위가 없습니다. 혈액형 부적합 이식은 이론적으로 생체 공여자 수를 30% 이상 늘릴 수 있습니다. 문화적 특성상 뇌사자 공여 콩팥이식의 수가 극히 적은 일본에서는 실제로 혈액형 부적합 이식을 시행하면서 생체 공여자가 30% 증가했습니다.

현재 콩팥이식 분야에서 우리나라뿐만 아니라 전 세계적으로 시급히 해결해야 할 과제 중 하나가 장기 수급 부족입니다. 이식을 기다리는 사람은 해마다 늘어나는데 그에 상응하는 공여자 수는 늘지 않기 때문에 이식 기회가 그만큼 줄어드는 것입니다. 참고로 2015년 우리나라에서 뇌사자 공여 콩팥이식을 받은 수혜자는 901명이었지만, 새롭게 뇌사자 공여 이식 대기자 등록을 한 환자 수는 2,564명이었습니다. 해가 갈수록 이식 대기자와 실제 뇌사자 공여 콩팥이식 환자 수의 불균형이 심화되고 있습니다.

과거에는 환자 가족 중 한 명이 콩팥을 주겠다고 나서도 혈액형 부적합일 경우에는 이식이 불가능하기 때문에 뇌사자 공여 콩팥이식 대기자로 등록을 해야 했습니다. 하지만 혈액형 부적합 콩팥이식을 하게 되면 수혜자는 콩팥이식의 혜택을 얻을 수 있고 뇌사자 공여 대기자 수의 증가도 막을 수 있습니다.

혈액형 부적합 이식 전처치

① 혈장의 항체 제거

혈액형 부적합 이식이 성공하려면 수혜자 몸속에 있는 항혈액형 항

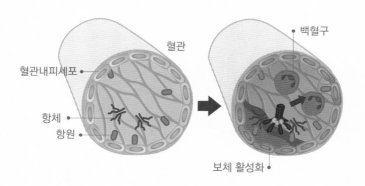

혈관내피세포의 ABO 혈액형 항원 발현과
항체 매개성 거부반응

혈관

백혈구

혈관내피세포

항체

항원

보체 활성화

체를 수술 전에 일정 수준 이상 제거하고 이 항체의 생산을 억제하는 치료를 해야 합니다. 이미 형성되어 있는 항체를 제거하는 혈장 교환술을 비롯한 다양한 치료 방법을 사용합니다.

보통은 이식 수술 2주 전부터 혈장 교환술을 시작하여 수술 당일에 맞추어서 목표로 하는 만큼 항체가 제거되도록 합니다. 수술 전에 시행하는 혈장 교환술의 횟수는 수혜자의 항혈액형 항체 역가에 따라서 결정됩니다. 즉 몸속에 항혈액형 항체가 매우 많이 있는(항체 역가가 높은) 수혜자의 경우 목표만큼의 항체를 제거하기 위해서는 더 많은 횟수의 혈장 교환술이 필요합니다. 항체 역가는 개인마다 다른데 그 이유는 정확이 밝혀지지 않았습니다.

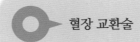

혈장 교환술

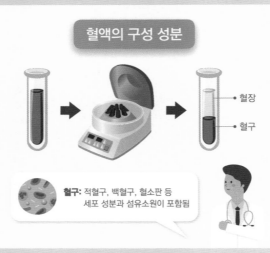

혈액의 구성 성분

혈장

혈구

혈구: 적혈구, 백혈구, 혈소판 등
세포 성분과 섬유소원이 포함됨

수혜자 몸속의 항혈액형 항체를 제거함으로써 혈액형 부적합 이식이 가능하게 되었다. 혈장은 혈액 중 세포 성분을 제외한 수분에 해당하는 부분이다.

면역글로불린이라는 혈장단백질의 일종인 항체는 혈장에 녹아 있는 상태로도 존재하고 있다. 혈장단백질인 항체를 선택적으로 제거할 수 있는 방법이 없기 때문에 항체를 제거하기 위해서는 환자의 혈액으로부터 분리한 혈장 전체를 몸 밖으로 버리고 다른 혈장으로 채워주는 방법이 있는데 이것을 혈장 교환술이라고 한다.

혈장 교환술은 기계를 이용하여 환자의 혈액을 혈장과 혈구 세포로 분리하는 기술을 적용한다. 혈장 교환술을 실행하면 항체인 면역글로불린뿐만 아니라 알부민이나 혈액응고 단백질과 같은 혈장단백질도 제거되기 때문에 그런 물질들을 적절히 보충해 주어야 한다. 최근에 좀 더 선택적으로 항체를 제거하는 방법들이 개발되어 일부 국가에서 치료에 적용하고 있다.

② 면역반응 조절

항체는 B림프구에서 만들어지기 때문에 B림프구를 제거하면 항체 생산을 억제할 수 있습니다. 과거에는 B림프구를 제거하기 위해 B림프구가 많이 모여 있는 장기인 비장을 제거했습니다. 그러나 이 방법은 수술 후 감염이 자주 발생하는 등 여러 합병증을 유발한다는 점이 문제였습니다.

최근에 B림프구를 제거하는 생물학적 제제인 리툭시맵이라는 약제가 개발되었습니다. 한 번의 주사로 수개월 이상 혈액 내 B림프구가 제거되는 효과가 있기 때문에 혈액형 부적합 이식 전에 비장 적출술을 대신해서 B림프구를 제거할 목적으로 사용되고 있습니다. 더불어 항체의 면역반응을 전반적으로 조절하는 제제로 면역글로불린 주사를 이용하기도 합니다.

혈액형 부적합 이식의 조건

혈액형 부적합 이식은 대부분의 환자들에게 시행할 수 있지만, 항체 역가가 아주 높은 수혜자들이 드물게 있습니다. 이 경우 목표치의 항체를 제거하기 위해서는 혈장 교환술을 더 많이 시행하게 됩니다. 그런데 혈장 교환술을 너무 많이 하게 되면 혈장 내에 정상적으로 존재하는 혈액 응고 단백질들도 함께 제거되어, 수술 후 지혈이 잘 되지 않는 문제가 발생할 수 있습니다. 따라서 이런 경우는 혈액형 부적합 이식을 피하고 서로 다른 가족 간에 공여자를 바꾸는 교환이식 등의 방법을 권합니다. 이 분야에 경험이 많은 의사와 상의하는 것이 중요합니다.

혈액형 부적합 이식의 성적

혈액형 부적합 이식은 2008년 이후 우리나라에서도 활발히 시행되고 있습니다. 생체 이식의 경우에 진행하고 있는데 매년 증가하여 최근에는 전체 생체 콩팥이식의 20% 이상으로 증가했습니다. 앞으로 30% 정도까지 증가할 것으로 예상됩니다. 생체 콩팥이식을 가장 많이 시행한 나라는 일본인데 앞서 말한 것처럼 뇌사자 콩팥이식을 꺼리기 때문에 동력이 생겨난 것입니다.

혈액형 부적합 콩팥이식의 성적은 초기에는 혈액형 적합 콩팥이식에 비해서 장기 생존율이 약간 낮았습니다. 그러나 면역억제제의 개발 등으로 최근에 시행한 수술에서는 혈액형 적합 이식과 비교할 수 있을 만큼 성적이 향상되어 일반적인 이식 수술 방법으로 생각하고 있습니다. 우리나라도 많은 장기이식센터에서 혈액형 부적합 이식이 혈액형 적합 이식과 비슷한 성적을 보이는 것으로 보고되고 있습니다.

다만 수술 전 혈장 교환술 같은 처치와 B림프구를 제거하는 면역억제제의 사용으로 출혈이나, 감염의 위험이 약간 높을 수 있습니다. 특히 수술 전 혈장 교환술이 많이 필요한 경우 출혈성 경향이 높습니다. 그러나 이러한 합병증은 사전에 부적절한 환자를 대상에서 제외하면 충분히 예방할 수 있습니다.

3

면역억제제란 무엇일까?

면역억제제는 장기간 사용할 경우 감염이나 암, 심혈관 질환의 발병을 높일 수 있고 당뇨병, 고지혈증 같은 대사 장애도 일으킬 수 있습니다. 하지만 이러한 합병증이 두려워 너무 적은 용량을 사용하면 거부반응을 초래할 수 있다는 점이 문제입니다. 결국 면역억제제의 적절한 투여는 마치 예술과도 같은 의료 영역이라고 할 수 있습니다.

1 장기이식에 필수적인 면역억제제

면역억제제는 우리 몸이 외부에서 침입한 병균으로부터 스스로를 방어하려는 면역 기능을 인위적으로 억제시키는 약물입니다. 우리 몸의 건강을 위해 다른 사람의 장기를 이식했지만 우리 몸은 그 장기를 외부의 낯선 존재로 여기고 방어 전략을 펴게 되는데, 그것이 바로 거부반응으로 나타납니다. 장기이식 후 거부반응은 오랜 기간, 아마도 평생 발생할 수 있습니다. 거부반응은 수혜자의 면역반응에 따라 일어나기 때문에 면역억제제를 복용해서 예방하는 것이 필수적입니다.

면역억제제를 사용하기 시작한 시기는 1950년대 후반에서 1960년대 초반이었습니다. 당시에는 변변한 면역억제제가 없었기 때문에 콩팥이식 후 1년 내에 80% 이상이 급성 거부반응을 보였고, 1년 콩팥 생존율은 40%가 채 되지 않았습니다.

그러던 중 1980년대에 사이클로스포린A(싼디문, 네오랄, 싸이폴)가 사용되면서 이식 환자에게서 보이는 거부반응을 대폭 줄일 수 있었고 (1년 내 급성 거부반응 발병률 40% 이하), 1년 장기 생존율도 90% 이상으로 늘릴 수 있었습니다. 그야말로 획기적인 발전이었습니다.

그러나 현재 사이클로스포린A는 콩팥독성이 있어 콩팥이식 환자에게는 장기간 사용하기가 꺼려지는 약으로도 지목되고 있습니다. 1990년대 중반부터 사용된 타크로리무스(프로그라프, 타크로벨)는 사이클로스포린A와 비슷한 작용을 하면서도 좀더 강력한 면역억제 효과가 있어 현재 대부분의 환자에게 처방되고 있는 약제입니다. 최근의 표준화된 면역억제제 치료로는 1년 내 거부반응이 10% 전후이고 1년 생존율은 95% 이상을 보이고 있습니다.

면역억제제는 장기간 사용할 경우 감염이나 암, 심혈관 질환의 발병을 높일 수 있고 당뇨병, 고지혈증 같은 대사 장애도 일으킬 수 있습니다. 하지만 이러한 합병증이 두려워 너무 적은 용량을 사용하면 거부반응을 초래할 수 있다는 점이 문제입니다. 결국 면역억제제의 적절한 투여는 마치 예술과도 같은 의료 영역이라고 할 수 있습니다.

1990년대 후반부터 지속적으로 새로운 면역억제제가 개발되었지만 현재의 표준화된 면역억제제보다 우수한 성적을 보이는 약물은 아직 없습니다. 대부분의 약제는 이식면역 거부반응에 핵심적인 역할을 하는 T림프구의 활성을 억제하는 것을 표적으로 개발되었습니다. 그런데 수술 후 오랜 기간이 지난 환자에게서 나타나는 항체 매개성 거부반응은 T림프구의 도움을 받는 B림프구에 의해서 일어나기 때문에 B림프구를 표적으로 하는 새로운 약제들도 콩팥이식에 적용되기 시작했습니다. 이러한 약제들 덕분에 혈액형 부적합 이식이나 재이식같이 항체 매개성 거부반응이 중요한 역할을 하는 이식도 가능해진 것입니다.

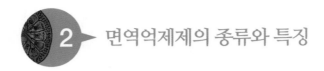

2 면역억제제의 종류와 특징

거부반응을 예방하고 이식된 콩팥을 유지하려면 반드시 정해진 약물을 규칙적으로 복용해야 합니다. 약물 복용의 중요성과 복용 시의 주의 사항을 정확히 알고 있어야 하고 다른 약물이나 음식과의 상호 작용 정도는 기억해 두는 것이 좋습니다. 현재 콩팥이식 후 사용되는 면역억제제들은 다음과 같습니다.

면역억제제의 종류별 특징

① 칼시뉴린 억제제

칼시뉴린 억제제(calcineurin inhibitor, CNI)에는 사이클로스포린과 타

성분명	약제명
타크로리무스(Tacrolimus)	프로그랍
	아드바그랍
	타크로벨
	타리무스
사이클로스포린(Cyclosporine)	산디문
	뉴오랄
	사이폴-엔
	임프란타
시롤리무스(Sirolimus)	라파뮨
에베로리무스(Everolimus)	써티칸
아자치오프린(Azathioprine)	이뮤란
마이코페놀레이트(Mycophenolate)	셀셉트
	마이폴틱
	마이렙트
	마이코놀
미조리빈(Mizoribine)	브레디닌
프레드니솔론(Prednisolone)	소론도
데플라자코트(Deflazacort)	캘코트
	프란딘
	테라코트

크로리무스가 있습니다. 1980년대 초부터 콩팥이식에 사용된 사이클
로스포린은 이식 성공률을 높이고 거부반응을 획기적으로 줄여주었
습니다. 그 결과, 장기이식이 말기 신부전 환자 치료법으로 자리 잡는

데 결정적인 공헌을 했습니다. 이후 타크로리무스가 개발되었고, 이 두 가지 약물은 현재까지도 이식 환자의 유지면역억제 요법에 핵심적인 약물로 사용되고 있습니다. 이 계열의 약물은 선택적으로 T림프구에 작용해서 거부반응을 효과적으로 예방합니다.

그런데 이 약제들은 장기간 사용하면 콩팥독성이 발생하고 역설적으로 이식콩팥 생존율을 감소시키는 것으로 연구·보고되었습니다. 하지만 아직까지 이 계열의 약물을 대체할 만한 면역억제제는 개발되지 않았습니다. 그렇기 때문에 칼시뉴린 억제제의 사용 용량을 적절하게 유지하기 위한 시도가 다각적으로 일어나고 있습니다.

② 포유류 라파마이신 표적단백질 억제제

포유류 라파마이신 표적단백질 억제제(mammalian target of rapamycin, mTOR)는 세포 내에서 TOR이라는 물질과 결합하여 복합체를 형성하고 T림프구 증식을 유도하는 경로를 차단합니다. T림프구와 항원 표시세포의 증식이 단계적으로 억제되면서 면역억제 효과를 내는 물질입니다.

시롤리무스, 에베로리무스가 이러한 계열의 약물에 해당하며 칼시뉴린 억제제보다는 콩팥독성이나 당뇨병 발생률이 낮고 이식 후 발생한 종양에 사용할 수 있습니다. 그러나 이식 수술 초기 상처가 더디게 치유되고 면역억제 정도가 강하지 않아 급성 거부반응이 증가하는 단점이 있습니다.

대신 적은 용량의 타크로리무스와 함께 사용하여 콩팥독성을 줄이는 시도를 할 수 있습니다. 또한 암세포의 증식을 억제하는 기능이 있어 이식 후 발생한 피부암이나 카포시 육종 같은 특정 암이 발병한 환자에게도 적용이 가능합니다.

③ 항대사 물질

항대사 물질(Antimetabolite)은 림프구의 DNA, RNA 합성을 억제하여 림프구의 증식을 막아주는 약물입니다. 아자치오프린, 마이코페놀레이트, 미조리빈 등이 이에 해당합니다. 칼시뉴린 억제제와 더불어 현재 콩팥이식 수술 후의 면역억제제로서 중추적인 역할을 담당하는 계열의 약물입니다.

그런데 이 약들은 골수 억제 작용 때문에 백혈구 숫자가 감소하고 빈혈이 나타나거나 혈소판 감소가 동반되기도 합니다. 또한 설사나 황달 등의 부작용이 일어날 수 있습니다.

④ 스테로이드

스테로이드(Steroid)는 가장 오랫동안 면역억제제로 사용된 약물입니다. 프레드니솔론, 데플라자코트가 이에 해당하며 면역억제 유도제, 유지 면역억제제, 거부반응 치료제 등으로 다양하게 사용되고 있습니다.

최근 여러 가지 부작용 때문에 스테로이드를 조기에 중단하거나 감량하여 사용하는 다양한 시도들을 하고 있습니다. 이식 후 단기간에 대량의 스테로이드를 투여하면 당뇨병, 골다공증 등이 나타나거나 어린이의 경우 성장장애가 발생하고, 용량에 비례해서 다양한 부작용이 발생할 수 있습니다.

특히 감염이나 고혈압, 체중 증가, 쿠싱형 얼굴(얼굴이 보름달처럼 동그랗게 변하는 증세), 여드름, 심한 정서 변화, 백내장 등이 문제가 됩니다.

새로운 면역억제제

연구자들은 부작용 없이 안정적으로 거부반응을 예방해 주는 이상적인 면역억제제를 개발하기 위해 끊임없이 노력하고 있습니다. 항체 매개성 거부반응 같은 심각한 거부반응을 치료하는 약제들도 개발되고 있습니다. 최근에 개발되어 사용되고 있는 새로운 면역억제제들은 다음과 같습니다.

① 리툭시맵

리툭시맵(Rituximab)은 단클론 항체로 생물학적 의약품입니다. B림프구의 표면에 있는 단백질인 CD20 항원을 표적으로 하는 항체로, B림프구를 제거할 수 있습니다. 정상 B림프구와 악성 B림프구 모두를

생물학적 의약품과 단클론 항체

생물학적 의약품은 화학적으로 만든 일반적인 약물과 달리, 세포나 다른 생물로부터 약물의 기본이 되는 물질을 얻어 가공한 것이다. 대표적으로 단클론 항체(單clone抗體)가 있다. 단클론 항체는 단 하나의 항원 결정기에만 항체 반응을 하는 순수한 항체이다. 사람의 세포나 특정 단백질을 다른 동물에 주사하면 면역반응에 의해 이 동물한테서 사람의 특이 항원에 대한 항체를 만들게 되는데 이것을 가공하여 약물로 만든 것이 단클론 항체이다.

예를 들어 사람의 B림프구 표면에 있는 특정 단백질을 생쥐에게 주사하면 생쥐는 인간 B세포의 표면에 있는 특이 항원에 대한 항체를 만든다. 이 항체를 추출하고 가공하여 만들어진 약물은 사람의 B림프구를 체내에서 제거할 수 있어, 악성 B림프구가 증식하는 혈액암의 일종인 림프종 치료제로 사용된다. 장기이식의 거부반응을 일으키는 다양한 면역세포에 대한 단클론 항체는 거부반응을 예방하기도 하고 거부반응 치료에도 사용된다.

파괴하기 때문에 B림프구 조절에 장애가 있는 질환에 사용됩니다. 처음에는 B림프구 계열의 악성 혈액종양인 림프종과 백혈병을 치료하기 위해 개발되었는데 B림프구의 조절장애가 있는 자가면역질환이나 이식 거부반응으로도 치료 영역이 확장되었습니다.

리툭시맵은 콩팥이식에서 항체 매개성 거부반응의 치료제로 사용됩니다. 또한 혈액형 부적합 이식의 경우처럼 공여자 혈액형 항체가 수혜자 몸속에 이미 형성되어 있는 경우에도 전처치로 사용됩니다.

이전에 이식을 받았거나 수혈이나 임신을 했던 환자는 다른 사람의 조직 항원에 노출되었기 때문에 사람의 조직에 대한 항체를 생산할 수 있습니다. 이렇게 만들어진 항체는 거부반응을 일으킬 가능성이 있습니다. 이처럼 감작된 환자들의 전처치로도 리툭시맵이 사용됩니다. 현재 우리나라에서도 사용되고 있습니다.

② 치모글로불린

치모글로불린(Thymoglobulin)은 T림프구를 파괴하는 항체입니다. 사람의 미성숙 T림프구를 토끼에 주사하여 생산한 항체를 가공하여 만든 약제이지요. T림프구는 거부반응을 일으키는 면역반응을 총괄하는 사령관 역할을 합니다. 치모글로불린은 체내에 있는 T림프구를 거의 완전하게 제거할 수 있기 때문에 일반적인 치료로 반응이 없는 심한 급성 거부반응을 치료할 목적으로 사용됩니다.

치모글로불린은 T림프구 외에 다른 면역세포에도 면역 조절 기능이 있어 여러 상황에서 사용됩니다. 재이식을 하는 경우나 감작된 환자에게도 치모글로불린으로 전처치를 할 때가 있습니다. 다만 T림프구가 너무 결핍되면 면역 기능이 심하게 저하되어 감염 질환이 자주 발생할 수 있으므로 투여 후 철저한 감염 관리가 필요합니다. 치모글로불린은 현재 우리나라에서도 사용하고 있습니다.

③ 볼테조밉

볼테조밉(Bortezomib)은 형질세포를 파괴할 수 있는 화학적 약제입니다. 애초에 형질세포의 악성 혈액종양인 다발성 골수종을 치료하

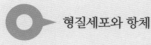

형질세포와 항체

형질세포는 B림프구에서 가장 성숙된 단계로 분화된 세포로 항체를 만드는 전문적인 세포이다. 형질세포는 골수의 은닉처에서 장기간 생존해서 지속적으로 항체를 생산한다. 단 한 번의 예방접종으로 장기간 항체를 생산할 수 있는 것도 이러한 형질세포의 기능에 따른 것이다. 거부반응을 일으키는 항체 역시 형질세포에서 지속적으로 (평생) 만들어질 수 있기 때문에 재이식 환자들에게 큰 걸림돌이 되고 있다.

기 위해서 개발된 약제입니다. 형질세포는 거부반응을 일으키는 항체를 생산하는 데 중요한 역할을 합니다. 따라서 볼테조밉은 다른 치료에 잘 반응하지 않는 급성 항체 매개성 거부반응과 만성 항체 매개성 거부반응 치료에 시도될 수 있습니다. 우리나라에서도 사용하고 있습니다.

④ 벨라타셉트

벨라타셉트(Belatacept, Nulojix®)는 T림프구 공통 자극 경로를 억제하는 융합단백질 약제입니다. 좀더 선택적으로 항원 특이적 T림프구를 억제하는 작용을 하기 때문에 많은 기대를 모으기도 했습니다. 시롤리무스 이후 12년 만인 2011년에 미국 식약청으로부터 장기이식 면역억제제로 사용되는 것을 허가받았던 약물입니다. 콩팥독성이 없기 때문에 사이클로스포린A나 타크로리무스를 대체할 수 있는 약제로 기대를 모았습니다.

그러나 임상시험에서는 급성 거부반응이 상대적으로 많이 발생하여 처음의 기대에는 미치지 못했습니다. 최근 들어 거부반응 관련 항체 형성을 장기적으로 줄여주는 결과들이 발표되어 다시 관심을 모으고 있습니다.

벨라타셉트는 분자량이 크기 때문에 경구 복용으로는 장에서 흡수되지 않습니다. 주사로만 투여할 수 있어서 병원에 내원해야 하는 불편이 있습니다. 약값이 매우 비싸다는 점도 문제이지요. 현재 우리나라에서는 사용하지 않습니다.

⑤ 에쿨리주맙

항체와 면역세포를 도와서 미생물의 감염에 방어적인 역할을 하는 면역 단백질로 보체계라는 것이 있습니다. 에쿨리주맙(Eculizumab, Soliris®)은 보체계의 작용을 억제시키는 단클론 항체입니다. 자가면역질환 중 보체가 문제를 일으키는 비전형적 용혈성 요독증후군(atypical hemolytic uremic syndrome), 발작성 야간성 혈색소뇨(paroxysmal nocturnal hemoglobinuria, PNH) 같은 질환의 치료 목적으로 개발되었습니다. 항체 매개성 거부반응도 보체의 작용을 억제시키면 치료가 될 수 있기 때문에 임상연구를 진행 중이고, 일부 환자를 대상으로 한 시도에서 치료 효과가 있다는 보고가 있습니다.

이 약제를 이식 환자에 적용하는 데 가장 문제가 되는 것은 비용입니다. 에쿨리주맙은 지구상에서 제일 비싼 약물로 알려져 있습니다. 발작성 야간성 혈색소뇨를 치료하는 데 1년간 드는 비용이 나라마다 다소 차이가 있지만 4억~5억 원 정도 든다고 합니다. 아직 우리나라에서는 이식 환자에게 사용하지 않습니다.

면역억제제의 부작용

면역억제제 부작용은 드물지 않게 나타납니다. 대체로 소화불량, 손 떨림, 부종, 두통, 다모증, 탈모증, 잇몸 비대 등의 증상입니다.

부작용이 나타난다고 해서 환자가 임의로 복용을 중단해서는 안 됩니다. 약물 용량 조정이나 적절한 치료로 부작용을 대부분 조절할 수 있으므로 담당 의사와 상의하는 것이 중요합니다. 면역억제제를 복용하는 이들은 특히 감염 위험이 높으므로 개인위생을 철저히 하고 증상이 나타나면 의료진과 상의하여 관리하도록 합시다.

 약물 농도 검사

타크로리무스, 사이클로스포린, 시롤리무스, 에베로리무스 같은 약물은 혈중 약물 농도를 측정하여 본인에게 알맞은 용량이 결정되므로 다니고 있는 병원의 약물 농도 측정 지침에 따르는 것이 중요하다. 검사 1~2일 전에 복용을 빠뜨린 경우는 결과에 영향을 줄 수 있으므로 진료 시에 꼭 알려야 한다.

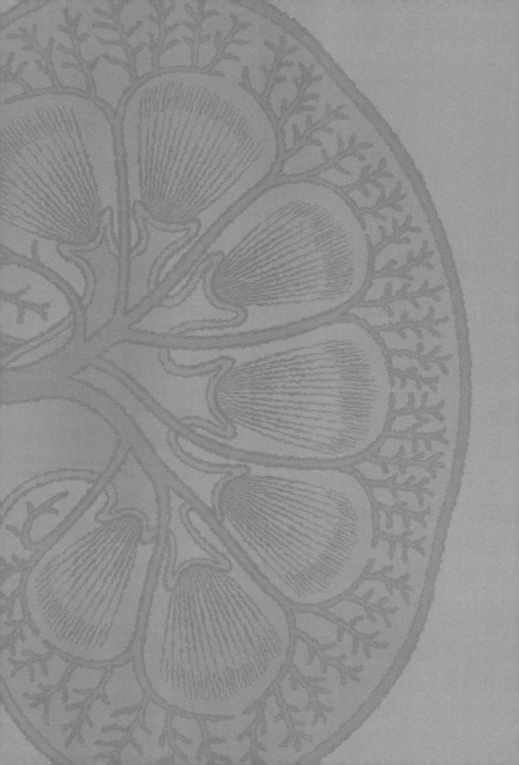

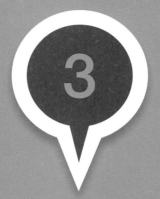

새 콩팥을 얻은 후의 삶

콩팥이식 후 어떻게 생활할까?

힘든 이식 수술을 잘 받고 퇴원 시기가 결정되면 앞으로의 생활에 대한 걱정과 두려움이 생길 수 있습니다. 퇴원 후 지켜야 할 일반 원칙을 퇴원 전부터 잘 숙지해 빠짐없이 지키도록 하고, 의문 사항이 있으면 담당 의사 또는 이식 코디네이터와 상의하기 바랍니다. 이식 수술을 먼저 경험한 환우들의 경험도 크게 도움이 될 것입니다.

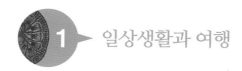

1 일상생활과 여행

콩팥이식 이후의 마음가짐

콩팥이식을 받은 사람은 제2의 인생을 사는 것과 같습니다. 말기 신부전으로 힘겹게 투병생활을 해온 환자라면 이식 후 삶의 질이 얼마나 향상되는가를 몸소 느낄 것입니다. 그런데 콩팥이식을 했다고 해서 한순간에 건강을 되찾는 것은 아닙니다. 새로 얻은 콩팥이 잘 기능하도록 의료진의 지도에 따라 꾸준히 약을 복용하고 주의 사항을 지키려는 노력이 필요합니다.

① 내 몸을 위해 책임과 의무를 다한다

이 두 번째 삶은 이전보다 책임과 의무가 커진다는 점을 늘 염두에 두어야 합니다. 단기간의 이식 수술 과정은 의료진의 몫이지만 이식받은 콩팥과 그 밖의 심신을 평생 지속적으로 건강하게 유지하는 일은 여러분 각자의 몫입니다. 책임과 의무라는 말에 너무 겁먹을 필요는 없습니다. 의료진의 권고와 이 책의 지침을 잘 따르면서 자신의 건강을 꾸준히 관리하면 됩니다.

② 작은 문제라도 의료진과 신속히 의논한다

평소 의료진과 긴밀한 관계를 유지하고 작은 문제라도 의료진에게 빨리 알려야 합니다. 의료진을 신뢰하고 이식 후 생기는 모든 문제를 같이 의논하려는 태도가 필요합니다. 만일 의료진과 의견이 다를 때는 솔직하게 터놓고 이야기해서 결론을 내고, 서로 합의한 사항은 반드시 지켜야 한다는 점을 명심하세요.

일상생활에 적응하기까지

힘든 이식 수술을 잘 받고 퇴원 시기가 결정되면 앞으로의 생활에 대한 걱정과 두려움이 생길 수 있습니다. 일상생활의 지침을 퇴원 전부터 잘 숙지하여 빠짐없이 지키도록 하고, 의문 사항이 있으면 담당 의사 또는 이식 코디네이터와 상의하기 바랍니다. 먼저 이식 수술을 받은 환우들의 경험을 공유하는 것도 크게 도움이 될 것입니다.

① 일상적인 건강관리

이식 후 최소 1개월 동안은 매일 아침 식사 전에 체중, 체온, 혈압을 재도록 합시다. 이후에도 매일 아침 체중과 혈압을 잰 후 기록해 두면 건강관리에 도움이 됩니다.(부록 참조)

② 퇴원 후 6개월까지

퇴원 후 초기에는 주 1회 이상 병원에 가야 합니다. 하지만 점차 횟수가 줄어들어 3~6개월 지나면 1개월에 1회 정도 방문하게 됩니다.

이식 초기에는 거부반응의 위험이 크기 때문에 면역억제제를 많이 복용하게 됩니다. 이로 인해 약제 부작용 및 면역 저하에 따른 감염을 포함한 합병증이 발생할 수 있습니다. 하지만 상태가 안정될수록 약제의 양과 수는 점차 줄어드니 너무 걱정할 필요 없습니다. 대개 이식 후 3~6개월이 되면 정상적인 생활을 할 수 있습니다.

③ 직장이나 학교로 돌아가려면

일반적으로 이식 수술 3개월 정도 후에 직장 또는 학교에 복귀하기를 권하고 있습니다. 이식 후 3개월이 지나면 면역억제제의 용량이 유지 용량으로 조절되고 이식 초기에 발생하는 합병증도 어느 정도 치료 또는 예방이 이루어지기 때문입니다.

직장인이라면 부득이하게 더 일찍 복귀해야 하는 경우가 생길지도 모릅니다. 이러한 경우에는 아직까지 면역 기능이 많이 저하되어 있으므로 주변에 협조를 구하고 외출 수칙을 지키도록 합시다.

④ 대인 접촉 및 외출

콩팥이식 후 초기 3개월간은 면역 기능이 많이 떨어져 있으므로 쉽게 감염될 수 있습니다. 3개월 정도까지는 외부인이 집에 방문하는 것을 제한하고 외출도 가급적 삼가는 것이 좋습니다.

이식 환자는 칼시뉴린 억제제와 항대사 물질 같은 면역억제제 사용으로 인한 피부암 위험성이 높습니다. 또한 같이 복용하는 스테로이드가 피부의 햇빛 민감도를 증가시켜 자외선에 의한 피부 손상이 클 수 있습니다. 상대적으로 피부가 검은 사람은 자외선에 강하지만 일반인보다는 손상 위험이 크다는 점을 염두에 두어야 합니다. 외출할 때는 다음의 수칙을 꼭 지키도록 합시다.

콩팥이식 환자의 외출 수칙

- 사람이 많이 모이는 극장, 역, 공항, 학교, 버스나 지하철 등은 피한다.
- 가능한 한 마스크를 착용하고 손을 자주 씻는다.
- 오랫동안 햇볕에 노출되지 않도록 한다.
- 외출 시 썬크림(SPF30 이상)을 바르고 선글라스, 모자와 긴소매 옷을 착용하는 것이 좋다.
- 감기, 홍역, 수두 등 전염될 수 있는 질환을 가진 사람과는 접촉하지 않도록 한다.

⑤ 운전

짧은 거리의 운전은 이식 후 2~4주가 지나면 가능합니다. 이 경우, 안전띠가 이식된 콩팥을 직접 압박하지 않도록 조절해야 합니다. 이식 후 사용하는 약제 때문에 손이 떨리거나 쥐는 힘이 약해질 수 있고 시야가 흐려져 운전 장애가 생길 수 있습니다. 장시간 운전은 의료진과 상의 후 결정해야 합니다. 통상적으로 이식 후 3개월 정도가 지나면 장시간 운전도 가능합니다.

⑥ 음주, 흡연 및 기타 약물

콩팥이식 후에는 꼭 금주·금연하기 바랍니다. 특히 흡연은 이식된 콩팥의 수명을 단축시키고 심혈관 및 뇌혈관 질환과 암 발생 위험성을 증가시킵니다. 기관지염, 폐렴 등 호흡기계 감염을 증가시키고 다리나 심장 등의 혈관을 막히게 합니다. 또한 위산을 증가시켜 위·십이지장 궤양의 원인이 됩니다. 따라서 금연은 이식 환자에게 반드시 필요합니다.

약국에서 일반 약을 살 때도 콩팥이식을 했다는 사실을 꼭 밝혀야 합니다.

⑦ 집안일

설거지, 빨래 널기 및 개기, 요리 같은 가벼운 집안일은 해도 괜찮습니다. 간단한 청소는 가능하지만 먼지가 많이 나는 상황은 피하는 것이 좋습니다. 먼지에서 나오는 균을 고려하여 수리·신축 중인 건물에는 들어가지 않는 것이 좋습니다. 이식 후 6개월 이내에는 정원 가꾸기, 화분갈이 등을 피하도록 하세요.

⑧ 애완동물

집 안에서 애완동물을 키우지 않는 것이 좋습니다. 특히 고양이 배설물 박스나 애완용 새의 새장을 청소하거나 교체하는 과정에서 감염의 위험성이 있습니다.

여행

① 언제부터 여행할까?

콩팥이식 후 처음 3개월 동안은 여행하지 않는 편이 좋습니다. 특히 해외여행은 12개월까지 삼가야 합니다. 콩팥이식 환자는 면역 기능이 떨어져 있어서 각종 감염 위험이 높기 때문입니다.

특히 보건위생 환경이 열악한 지역으로는 여행하지 않는 편이 좋습니다. 급성 거부반응 치료 직후에도 면역 기능이 저하되므로 감염 위험이 높은 지역은 여행을 삼가야 합니다.

해외여행을 할 때는 독감이나 간염 등에 대한 예방접종 조치가 필요할 수 있으므로, 충분한 시간을 가지고 담당 의사와 상담하기를 바랍니다. 말라리아 예방약인 클로로퀸 같은 약제는 일반적으로 여행 1~2주 전에 약을 복용하기 시작합니다. 하지만 콩팥이식 환자의 경우에는 좀 더 일찍 약을 시작하여 사이클로스포린이나 타크로리무스의 혈액 내 농도 변화에 대처해야 합니다. 여행에서 돌아온 후 이러한 약을 중단할 때도 사이클로스포린이나 타크로리무스 용량을 조절할 필요가 있습니다.

② 설사 질환 예방

여행 시 가장 흔한 감염이 설사 질환입니다. 물은 끓여서 마시고 음료수를 마실 때는 믿을 수 있는 회사의 병 혹은 캔 음료수를 마셔야 합니다. 비멸균 우유나 유제품, 생채소, 덜 익힌 생선·고기류는 삼가고, 과일은 껍질을 벗긴 후 먹도록 합시다.

설사 질환을 대비한다고 미리부터 항생제를 복용할 필요는 없으나 상비약으로 항생제를 지참하세요. 콩팥이식 환자는 기생충에 의한 설사 질환도 걸리기 쉬운데, 이때 일반 항생제가 듣지 않는다는 점을 유념해야 합니다.

③ 호흡기 질환 예방

여행할 때 설사 질환 다음으로 흔한 질환이 호흡기 감염입니다. 독감같이 예방접종이 필요한 질환은 유행 시기가 국내와 다를지 모르므로, 이를 고려해 미리 예방접종을 해야 합니다.

동굴 탐사는 곰팡이 균에 의한 호흡기 감염 위험을 높이므로 피하기 바랍니다.

④ 모기 등 벌레에 의한 전염병 예방

모기를 비롯한 벌레에 의해 전염되는 질환을 조심해야 합니다. 보호용 의류를 착용하거나 곤충 기피제를 노출된 피부에 뿌립니다. 모기로 전염되는 질환인 말라리아 유행 지역을 여행할 때에는 앞에서 쓴 것처럼 담당 의료진과 예방약에 대해 미리 상담해야 합니다.

⑤ 자외선 노출 주의

콩팥이식 환자들은 피부암 발생 빈도가 높으므로 자외선에 노출되지 않아야 합니다. 모자, 보호용 의류, 선글라스 등을 착용하거나 자외선 A와 B를 차단하는 로션을 바르세요.

⑥ 물놀이 주의

수영장, 강, 호수 등에서 하는 물놀이는 가급적 피해야 합니다. 이런 곳의 물은 사람이나 동물의 배설물에 오염되었을 가능성이 있는데 물놀이 중에 그 물을 마실 수도 있기 때문입니다.

⑦ 복용 약과 관련된 주의 사항

여행, 특히 해외여행을 갈 때는 여분의 약을 가져가야 합니다. 약이름을 쓴 용기에 약을 넣어 가지고 다니십시오. 공항 검색이나 응급 사항에 대비하여 항상 복용 약을 확인할 수 있는 처방전을 지니고 다니는 것이 좋습니다.

여행지가 국내 시간과 시차가 있더라도 단기간 여행이라면 국내에서 먹던 시간에 맞추어 약을 먹고 가급적 평소와 2~3시간 이상 차이가 나지 않도록 하세요.

 콩팥이식 환자의 건강과 안전을 위한 일상 지침

- 운전: 수술 후 2개월 정도는 가급적 피한다.
- 무거운 짐 들기: 수술 후 약 6주간은 5㎏ 이상의 물체를 들지 않는다.
- 운동: 퇴원 후 걷기 정도의 운동은 권장되지만 에어로빅이나 자전거 타기 등의 운동은 수술 약 6주 뒤에 시작한다.
- 성생활: 몸의 활력이 느껴질 때 시작한다.
- 자외선: 심한 햇빛에 노출되기 전에 자외선차단제(SPF30 이상)를 바르거나 모자를 쓴다.
- 피부: 어떠한 변화라도 의료진과 상의한다.
- 수분 섭취: 부종이 생기지만 않는다면 매일 2ℓ 이상의 수분 섭취가 가능하고, 땀을 많이 흘릴 때는 섭취량을 늘려야 한다.
- 직장: 하는 일의 종류에 따라 다르겠지만 보통 3개월 뒤에 직장에 복귀할 수 있다.
- 약: 많은 약제들이 이식콩팥에 해롭거나 면역억제제와 상호작용을 일으킬 수 있으므로, 새로운 약을 복용하기 전에 의료진과 꼭 상의한다.
- 대인 접촉: 첫 2~3개월 동안에는 많은 사람이 몰리는 장소를 가급적 피하고, 감염증이 있는 사람과 접촉했을 때는 의료진에게 바로 알린다.

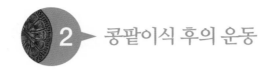

2 콩팥이식 후의 운동

운동의 효과

이식 수술을 받은 환자는 대부분 신체적으로 허약한 상태입니다. 콩팥 기능이 회복됨에 따라 수술로 인해 약해진 체력도 회복되지요. 이때 운동을 하게 되면 근육의 긴장도와 심폐 기능이 향상되고 스트레스가 줄어들며 이상적인 체중을 유지하는 데 도움이 됩니다.

또한 운동은 콩팥이식 환자가 일상생활로 빠르게 복귀하는 것을 도와줍니다. 규칙적으로 운동하면 혈중 콜레스테롤 수치, 혈압, 체중을 조절하는 데 큰 도움이 됩니다. 긴장을 완화하고 활기찬 생활을 할 수 있다는 점에서 적당한 운동을 권합니다.

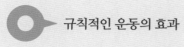

규칙적인 운동의 효과

- 심혈관 질환으로 인한 사망률을 감소시킨다.
- 고혈압 발생을 예방하고 혈압을 떨어뜨린다.
- 정상적인 근력과 관절의 구조 및 기능을 유지하는 데 필수적이다.
- 정상적인 골격계의 발달 및 뼈를 튼튼하게 유지하는 데 필수적이다.
- 불안과 우울증을 없애는 데 도움이 된다.
- 심리적 안정을 돕고 신체 기능을 호전시켜 삶의 질을 향상시킨다.
- 수면장애를 감소시킨다.

① 운동 능력의 변화

콩팥이식을 앞둔 환자들은 요독증과 투석 치료로 인해 몸 움직임이 활발하지 않으며 운동 능력이 떨어진 경우가 많습니다. 콩팥이식 수술이 잘 이루어져서 요독이 제거되면 빠른 시간 내에 운동 능력이 향상됩니다. 콩팥이식 환자가 규칙적으로 운동을 하면 활동이 별로 없는 사람보다 체력과 삶의 질이 더 높게 유지된다고 합니다.

한 연구에 따르면, 콩팥이식 후 6개월간 운동 프로그램을 실행했을 때 훈련에 의해 운동 능력이 29%까지 증가했다고 합니다. 근력과 혈압 조절 기능이 좋아지고 뼈가 재생되는 모습도 관찰되었습니다.

② 운동과 심혈관 질환

콩팥이식 환자는 심혈관 질환이 생길 위험이 높습니다. 여러 가지

면역학적 요인과 이식 전에 노출되었던 위험 요인들 때문입니다. 이식 후 복용해야 하는 면역억제제도 심혈관 위험을 높입니다.

심혈관 질환 가운데 협심증, 심근경색 같은 관상동맥 질환이 이식 환자에게 발생하는 비율은 일반 인구에 비해 15% 더 높고, 좌심실 비대가 나타날 비율은 50~70% 더 높습니다. 일반적으로 규칙적인 운동은 관상동맥 질환의 위험을 줄여줍니다.

콩팥이식 후 1개월째의 환자를 대상으로 규칙적인 운동이 관상동맥 질환의 발생에 미치는 효과를 연구한 결과가 있습니다. 10년간 허혈성 심질환이 발생할 위험도는 운동을 한 집단과 그렇지 않은 집단 사이에 차이가 나타나지 않았습니다. 하지만 규칙적으로 운동을 한 집단에서 고밀도 지단백 콜레스테롤이 증가하는 경향이 나타났습니다. 이 수치가 높을수록 관상동맥 질환의 발생 위험도는 감소합니다.

운동 방법

가벼운 운동은 이식 수술 후 입원해 있는 동안에도 필요합니다. 누구에게나 가장 좋은 운동은 걷기입니다. 그 외의 운동을 시작하는 시기와 강도는 사람에 따라 다르므로 담당 의사의 조언을 구해야 합니다.

운동을 처음 시작할 때는 하루 15~20분간 걷는 것이 좋습니다. 규칙적인 운동이 처음에는 조금 힘들지도 모릅니다. 힘들면 자주 쉬어야 하고 점진적으로 조금씩 시간을 늘려가는 것이 좋습니다.

① 수술 후 기간에 따른 운동법

이식 수술 후 3~4주가 되면 고정식 자전거를 탈 수 있습니다. 격렬한 운동이나 무거운 물건(6.8㎏ 이상) 들어올리기, 윗몸 일으키기 등은 복압을 증가시킬 수 있으므로 최소한 6~8주간 피해야 합니다. 그 후에는 대부분의 운동이 가능합니다.

미심쩍은 부분은 담당 의사나 코디네이터와 상의해야 합니다.

② 운동의 종류와 횟수

운동의 종류는 특별히 제한하지 않으나 이식 초기에는 가능한 한 육체적으로 부담이 가지 않는 운동을 선택합니다. 허리나 관절에 무리가 가는 운동은 피하는 편이 좋습니다.

하루에 20~30분 이상, 1주일에 3~4회 이상의 운동이 좋습니다. 매일 운동을 하거나 이틀에 한 번 정기적으로 하면 꾸준히 지속하기가 쉽습니다.

권장 운동	스트레칭, 가벼운 산책, 줄넘기, 배드민턴, 빠르게 걷기, 조깅, 자전거 타기, 테니스 등
비권장 운동	축구, 농구, 레슬링, 권투 등 외상 가능성이 있어 이식한 콩팥이 다칠 수 있는 운동

③ 걷기 운동

걷기 운동은 전신의 혈액순환을 도와주고 스트레스 해소에도 도움이 됩니다. 운동 횟수와 시간은 개인에 따라 다릅니다. 몸에 무리가 가지 않을 정도로 시작하여 점차 늘려가는 것이 좋습니다. 처음에는 1주일에 3회 이상 걷는 것으로 계획을 세웁니다. 예를 들어 '매주 월·수·금, 오전 7시부터 30분간 걷겠다.' 이런 식으로요. 처음에는 15~20분 정도로 시작하여 익숙해지면 30분 이상으로 늘리는 것이 좋습니다. 운동이 습관화되면 1주일에 5회 이상 걷고 시간도 늘릴 수 있습니다.

걸을 때 시선은 정면을 향하고 허리는 곧게 세우며 보폭을 자연스럽게 유지합니다. 발의 리듬에 맞춰 팔을 가볍게 흔듭니다. 걷기 운동의 장소로는 집에서 가깝고 흙과 잔디가 있으며 길바닥이 너무 미끄럽지 않은 곳이 적당합니다. 걷는 노선은 단순할수록 좋습니다.

여름에 걸을 때는 수분 섭취에 신경을 써야 합니다. 몸속 수분이 부족해서 심한 갈증을 느끼거나 전신 장애, 경련 따위가 따르는 탈수 현상은 콩팥 기능을 해칠 수 있습니다. 추운 겨울이나 아침, 저녁 시간에는 체온 유지에 신경 써야 합니다. 집을 나설 때는 가벼운 겉옷을 걸쳐 체온이 갑자기 떨어지지 않도록 하고 더워지면 옷을 벗어 들고 걷습니다.

걷기 전후에는 반드시 5~10분씩 준비운동과 정리운동으로 가벼운 체조나 스트레칭을 해야 합니다. 날씨가 추울수록, 고령자나 운동 초보자일수록 준비·정리운동을 더 꼼꼼하게 챙겨야 합니다.

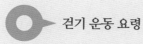

걷기 운동 요령

- 처음에는 1주일에 3번 이상, 점차 5번 이상으로
- 처음에는 15~20분, 점차 30분 이상으로
- 걷기 전 준비운동, 걷기 후 정리운동
- 집에서 가깝고 단순한 노선으로, 가급적 자연 친화적 장소로
- 여름에는 수분 섭취, 겨울이나 아침·저녁으로 체온 유지 주의
- 즐겁고 편안한 마음으로, 너무 느리거나 빠르지 않은 속도로

무리해서 걸으면 오히려 스트레스가 쌓일지도 모릅니다. 즐거운 마음으로 가볍게 걷는 것이 좋습니다. 몸이 피곤하지 않을 정도로 경쾌하게 걷도록 합시다. 함께 걸을 사람이 있으면 규칙적인 운동을 하는데 도움이 됩니다. 다만 심각한 대화나 언쟁은 피하고 운동에 집중할수 있는 상대를 고르는 것이 좋습니다.

④ 유산소 운동과 무산소 운동

유산소 운동은 산소를 이용해서 큰 근육을 천천히 오래 움직이는 운동으로, 젖산이 축적되지 않는 운동을 말합니다. 운동을 오래 하면 근육세포 내에서 산소를 이용해 에너지를 만들어내는데 유산소 운동을 하면 주로 탄수화물과 지방을 에너지원으로 사용하게 됩니다.

반면 짧은 시간에 이뤄지는 강한 운동은 무산소 운동이라고 합니다. 주로 근육 내에 저장된 탄수화물을 원료로 사용하며 젖산이라는 부산물을 만들어내는 운동입니다. 에너지를 만들어내는 과정에 산소를 사용하지 않는다고 해서 무산소 대사과정이라고 하는데, 보통 3분 이내의 짧은 시간 동안 고강도로 운동하거나 장시간 운동해서 몸이 완전히 지칠 때 나타납니다.

이식 환자는 유산소 운동과 무산소 운동 모두를 몸 상태에 따라 적절히 해야 합니다. 그런데 같은 운동이라도 어떤 사람에게는 유산소 운동이지만 다른 사람에게는 무산소 운동이 될 수 있습니다. 운동하는 사람의 체력에 따라 유산소 운동 여부가 정해지는 것이지요. 유산소 운동으로 추천하는 대표적인 운동이 빠르게 걷기, 자전거 타기, 조깅, 수영 등입니다. 그런데 이러한 운동들도 자신의 체력에 견주어 너무 심한 강도로 하면 무산소 에너지를 많이 사용하게 되므로 유산소 운동이라고 할 수 없습니다. 반면 체력 수준이 높아지면 무산소 운동이었던 것이 유산소 운동으로 바뀌기도 합니다. 체력이 약해서 5분 이상 조깅을 하지 못했던 사람도 규칙적으로 꾸준히 운동하면 1시간 정도 무리 없이 달리게 됩니다.

유산소 운동이 좋다고 해서 다른 사람 기준에 맞춰 억지로 조깅을 하기보다 자신의 체력을 감안해 적당한 강도로 운동하는 것이 바람직합니다.

⑤ 운동 강도

일반적으로 유산소 능력(최대 산소 섭취량)의 50~70%로 산소를 소비

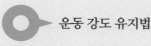

운동 강도 유지법

- 처음부터 무리하지 말고 서서히 강도를 높인다.
- 운동 중 땀이 약간 나는 정도, 옆 사람과 이야기하는 데 힘이 들지 않는 정도가 적당하다.
- 운동이 끝나고 30분~1시간 후에 피로감이 남아 있지 않아야 한다.
- 관절이나 근육에 무리가 가지 않도록 한다.
- 다음 운동을 시작할 때까지 근육에 피로가 남아 있을 정도로 심한 운동은 바람직하지 않다.

하는 운동이 좋다고 합니다. 이 정도로 운동하면 오랜 시간 지속해도 몸 안에 젖산이 축적되지 않고 심폐 기능 향상에 도움이 되기 때문입니다.

유산소 능력의 50~70%가 어느 정도인지 알려면 운동 중 맥박수를 측정하여 최대 심박수의 50~70%를 기준으로 삼습니다. 하지만 고혈압 치료제를 복용하고 있을 때는 약제 중 일부가 맥박수를 떨어뜨리기 때문에 이 수치를 기준으로 삼으면 위험합니다. 따라서 위에 제시한 운동 강도 유지법을 따르는 것이 좋습니다.

⑥ 운동 상해의 예방

운동 상해에는 운동 외상과 운동 장해가 있습니다. 운동 외상이란 운동 중에 염좌, 타박, 탈구, 골절 등이 생기는 것을 말하며, 운동 장해란 운동으로 인해 테니스 엘보, 요통, 무릎관절염 등이 생기는 것을 말합니다. 운동을 하는 것은 좋지만 이러한 운동 상해가 생기지 않도록 예방해야 합니다.

⑦ 운동할 때의 유의 사항

운동을 시작하기 전에 몸 상태가 괜찮은지 담당 의사와 상의해야 합니다. 하려는 운동의 특성을 잘 파악하고 자신에게 맞는 운동인지를 알고 시작해야 합니다.

운동할 때는 다른 사람과 경쟁하지 말아야 합니다. 남을 의식하게 되면 불필요한 경쟁심이 생겨 능력에 비해 과도하게 몸을 쓸 수 있기 때문입니다.

매일 운동해야 한다는 집착도 버리는 것이 좋습니다. 강박관념을 갖고 있으면 오히려 운동을 중단하기 쉽지요. 적당량의 운동을 1주일에 3일 정도만 유지해도 체력을 높일 수 있습니다.

즐기면서 할 수 있는 운동 프로그램을 선택하는 것도 중요합니다. 자신이 정적인 운동을 좋아하는지 역동적인 운동을 좋아하는지, 혼자 하는 것을 좋아하는지 여럿이 함께 하는 것을 좋아하는지 등 성향과 여건을 잘 따져보고 선택하면 오래 지속할 가능성이 커집니다.

운동 중에 몸이 평소와 다르다는 느낌이 들면 바로 중단하고 도움을 청해야 합니다. 다른 사람과 같이 운동하면 지루함을 덜 수 있고 운동 중에 문제가 생겼을 때 도움을 받을 수 있습니다.

운동 시 주의 사항

- 무리하지 않는다.
- 발열, 감기 증상, 설사, 피로, 숙취, 관절 부상 시에는 운동하지 않는다.
- 비나 눈이 오는 등 기후 조건이 나쁠 때는 운동을 쉬거나 실내에서 한다.
- 매우 더울 때는 격한 운동을 피하고, 아주 추울 때도 운동을 피한다.
- 가벼운 운동은 식사 1시간 후에, 강한 운동은 식사 2시간 후에 시작한다.
- 준비운동으로 관절 주변 근육을 풀어준다.
- 올바른 자세로 운동한다.
- 완전한 동작을 위해 기초 동작을 충분히 익힌다.
- 운동 수행이 가능한 체력을 기른다.
- 신체 부위별 근력을 기른다.
- 운동복은 가볍고 땀을 잘 흡수하며 공기가 잘 통하는 면제품으로 입는다.
- 운동 후 정리운동을 철저히 한다.
- 1주일에 3일 정도만 유지해도 되므로 무리하지 않는다.
- 운동 중 몸 상태가 평소와 다른 것 같으면 바로 중단하고 도움을 요청한다.

2

콩팥이식 후 무엇을 어떻게 먹을까?

성공적인 콩팥이식은 투석 기간 동안 지켜야 했던 식이 제한에서 벗어날 수 있는 기회입니다. 이식콩팥의 기능이 정상적으로 작동하면 과일, 채소, 견과류, 우유, 유제품 등 보통 사람들이 즐기는 음식을 다 먹을 수 있습니다. 하지만 오랫동안 지켜왔던 식이 습관을 바꾸기가 오히려 힘든 경우도 있을 것입니다. 이식콩팥의 기능이 환자들마다 다르기 때문에 이를 고려한 식이요법이 필요합니다. 이때 사용 중인 면역억제제나 동반된 다른 질환들도 고려해야 합니다.

1 콩팥이식 직후의 영양 관리

콩팥이식을 받기 전에는 식사에 제한이 있고 입맛도 떨어져 먹는 즐거움을 느끼지 못한 이들이 많았을 것입니다. 실제로 많은 환자들이 영양 결핍, 비만, 지질대사 이상, 혈당 조절 이상, 고혈압 등을 겪고, 칼슘, 인, 비타민 불균형 상태에 놓이기도 합니다.

이식을 받고 나면 우선 입맛이 좋아집니다. 요독증이 개선되고 이식 후 복용하는 여러 약제의 영향으로 몸의 성분이 이식 전과는 다르게 변합니다. 이식 후에 콩팥 기능이 빠르게 회복되면서 대부분의 경우 전반적으로 영양 상태가 좋아집니다. 이 상태를 잘 유지하면 콩팥이식 후 경과에 좋은 영향을 줍니다.

이식 전 영양 상태는 이식 후 예후에 영향을 끼칩니다. 이식 전에 영양 결핍 상태였던 환자의 경우, 이식 후 감염의 위험성이 증가하고 상처 치유가 더디며 근력이 약해질 수 있습니다. 반대로 영양 과잉으로 비만 상태였거나 이식 후 비만이 새로 발생한 경우도 상처 회복이 더디거나 심혈관 질환 위험도가 높아집니다. 고콜레스테롤혈증이나 고중성지방혈증은 이식 후 흔한 합병증입니다.

따라서 이식 후에는 초기부터 적절한 식이요법으로 부작용이나 합병증을 예방하려는 노력이 필요합니다.

콩팥이식 직후의 주된 문제점

① 단백질 분해 작용

이식 후 4~6주까지는 수술을 겪고 고용량의 스테로이드를 사용한 결과로 단백질 분해 작용이 심하게 발생합니다. 이때는 적절한 단백질과 칼로리가 함유된 음식 섭취를 1차적 목표로 삼기 바랍니다. 이는 단백질 분해 작용을 막고, 상처 치유를 도우며, 단백질 영양실조와 관련된 감염의 위험성을 줄여줍니다.

② 수분과 전해질 균형

수술 후의 수분과 전해질 필요량은 콩팥 기능의 정도, 몸의 수분 용적 상태, 약물과 영양소 간의 상호작용에 따라 다릅니다. 수분을 적절히 공급하되 과다 섭취가 되지 않도록 의료진이 매일 확인합니다.

③ 약물과 영양소 간의 상호작용

음식에 들어 있는 영양소와 약물이 상호작용을 일으켜 부작용을 일으킬 위험이 있습니다. 특히 주의할 것이 타크로리무스(FK506) 및 사이클로스포린과 자몽 간의 상호작용입니다. 자몽이나 자몽주스는 이 약들의 대사에 관여하는 간의 대사효소 작용을 억제합니다. 따라서 동시에 복용하면 타크로리무스나 사이클로스포린의 혈중 농도를 높이게 됩니다. 높아진 혈중 농도는 약제에 의한 콩팥독성을 증가시킬 수 있습니다. 이 밖에도 자몽은 부정맥 약제(아미오다론), 고혈압 약제(펠로디핀), 고지혈증 약제(심바스타틴) 등의 약물들과 상호작용이 있어 주의가 필요합니다.

콩팥이식 직후의 영양 관리

수술 후 2~3일이면 대개 음식물을 먹을 수 있고 고형식사도 가능합니다. 다음과 같은 사항을 주의하도록 합시다.

① 단백질

이식 후 첫 4~6주간은 단백질을 적절히 섭취해 상처 치유를 도와야 합니다. 필요한 단백질량은 일반적으로 하루에 체중 1kg당 1.3~1.5g입니다. 예를 들어 체중이 60kg이면 78~90g의 단백질 식품을 섭취하

이식 초기에 주의할 음식

- 생우유, 치즈, 핫도그: 리스테리아균 위험
- 부패한 야채류: 노카디아균 위험
- 덜 익힌 음식물, 오염된 육류, 가금류, 달걀, 생우유: 살모넬라 감염 위험
- 오염되거나 불안전한 상수도 지역: 레지오넬라 감염 위험
- 익히지 않은 식물의 싹: 살모넬라, 대장균 감염 위험
- 수입산 캔털루프 멜론(미국산 그물멜론): 살모넬라 감염 위험
- 생선회: 고래회충증(아니사키스)이나 비브리오 감염 위험

면 됩니다. 달걀, 닭고기, 생선, 소고기, 저지방 유제품 등이 권장됩니다. 이식 후 일시적으로 투석이 필요한 환자의 경우에도 이 정도의 단백질 섭취로는 투석량을 더 늘릴 필요가 없기 때문에 이식콩팥의 기능에 관계없이 모든 환자에서 추천됩니다. 단백질 결핍이 의심되면 단백질 추천량의 상한선에 맞추어 음식을 먹도록 하세요.

② 칼로리

하루에 필요한 칼로리 양은 체중 1kg당 30~35kcal 정도입니다. 감염이 있어 열이 나는 경우는 체중 1kg당 45kcal까지 늘려야 합니다.

③ 탄수화물

총 칼로리의 50~70% 정도를 탄수화물로 공급하는 것이 좋습니다.

당뇨 환자의 경우는 고혈당 조절을 위하여 필요하면 변경할 수 있습니다.

④ 지방

고지혈증에 대비한 식이요법은 콩팥이식 환자의 장기적 관리에 있어서 아주 중요한 부분입니다. 총 칼로리의 35%까지 지방으로 공급할 수 있습니다.

⑤ 나트륨

이식 후에는 고혈압과 체액량 과다가 흔하게 나타납니다. 타크로리무스나 사이클로스포린에 의한 고혈압은 염분 섭취와 관련이 있습니다. 고혈압이나 부종이 있을 때는 하루 나트륨 섭취를 2g 정도로 제한하는 것이 좋습니다. 염화나트륨, 즉 소금으로는 5g에 해당하는 양이며 작은 티스푼으로 하나 반 정도입니다. 혈압이 정상이고 부종이 없을 때는 너무 엄격하게 염분을 제한하지 않아도 됩니다.

⑥ 칼륨

이식콩팥의 기능이 부적절하거나 사이클로스포린나 타크로리무스 같은 약제에 의한 콩팥독성이 있는 경우에 고칼륨혈증이 나타날 수 있습니다. 그 외에도 혈압약 중 베타차단제나 안지오텐신 전환효소 차단제 등에 의해 악화될 수 있으며 이식 후 감염 예방 목적으로 사용하는 박트림(셉트린)도 고칼륨혈증을 일으킬 수 있습니다. 고칼륨혈증을 치료하기 위해서는 생야채, 감, 토마토같이 칼륨이 많이 든 음식을 제한하거나 혈중 칼륨을 떨어뜨리는 약물 치료법을 사용합니다.

⑦ 인산

이식 후에는 혈중 인산 수치가 떨어지는 경우가 흔히 나타납니다. 이는 인산이 소변으로 많이 배설되기 때문입니다. 콩팥이식 후 4개월 동안 93%의 환자에게서 저인산혈증이 관찰되고 이후 빈도가 줄어듭니다. 이식 전 발생한 부갑상선기능항진증이 이식 후에도 지속되면서 저인산혈증이 생기는데 이는 근육과 뼈를 약하게 만듭니다. 심한 저인산혈증은 빈혈과 근괴사를 유발할 수 있습니다.

인산이 풍부한 음식으로는 고기, 견과류, 우유, 치즈, 콩 등이 있습니다. 인산이 풍부한 음식을 먹는 것만으로는 충분히 보충되지 않을 때는 먹는 인산염 제제를 투여하기도 합니다.

한편 이식콩팥의 기능 회복이 늦어지면 고인산혈증이 지속되어 인산결합제를 사용해야 할 때도 있습니다. 인산결합제 중 레나젤은 면역억제제인 마이코페놀레이트의 혈중 농도를 감소시킵니다.

⑧ 마그네슘

타크로리무스나 사이클로스포린에 의해 혈중 마그네슘 농도가 감소할 수 있는데 이 경우 신경계 독성을 악화시킬 위험이 있습니다. 이럴 때는 마그네슘 보충제를 사용해야 합니다. 마그네슘이 풍부한 음식으로는 녹색 채소와 견과류, 해산물 등이 있습니다.

⑨ 수분 섭취

탈수증이나 부종이 없고 이식콩팥이 정상적으로 기능하는 경우 수분을 하루에 최소 2,000㏄ 정도 섭취하는 것이 바람직합니다. 소변량이 적은 환자의 경우 소변량에 땀이나 호흡으로 인한 소실량인 불감손실량(하루 500~1,000㏄)을 더한 양의 수분을 섭취합니다.

⑩ 비타민

비타민B 복합체와 비타민C는 이식 후 투석이 필요한 경우를 제외하고는 섭취할 필요가 없습니다.

⑪ 철분과 무기질

수술 전후에 철분 검사를 하여 결핍되었으면 보충해야 합니다. 특히 이식 후 콩팥에서 에리스로포이에틴이라는 적혈구 생성 호르몬이 만들어지면서 다량의 철분을 필요로 할 수 있기 때문에 이식 초반의 보충이 중요합니다. 음식을 먹을 수 있는 콩팥이식 환자는 무기질 보충이 필요하지 않습니다.

2 ─ 콩팥이식 후 장기적 영양 관리

혈액투석을 받는 환자들이 힘들어하는 이유 중 하나는 염분 제한, 단배질과 과일·야채 등의 과식 금지 등 까다로운 식이요법을 지켜야 하기 때문입니다. 성공적인 콩팥이식은 투석 기간 동안 지켜야 했던 식이 제한에서 벗어날 수 있는 기회입니다. 이식콩팥의 기능이 정상적으로 작동하면 과일, 채소, 견과류, 우유, 유제품 등 보통 사람들이 즐기는 음식을 다 먹을 수 있습니다. 하지만 오랫동안 지켜왔던 식이 습관을 바꾸기가 오히려 힘든 경우도 있을 것입니다. 이식콩팥의 기능이 환자들마다 다르기 때문에 이를 고려한 식이요법이 필요합니다. 이때 사용 중인 면역억제제나 동반된 다른 질환들도 고려해야 합니다.

콩팥이식 후 음식과 관련하여 나타나는 문제

① 체중 증가와 비만

이식 후 스테로이드 치료의 영향으로 식욕이 증가하고 투석 당시의 식이제한에서 해방돼 자유롭게 음식을 먹다 보면 체중이 늘어납니다. 비만은 고혈압, 고지혈증, 심혈관 질환, 당뇨병 등을 일으키거나 악화시킬 수 있습니다. 이식 후 비만이 나타나는 빈도는 약 50%입니다. 특히 여성이나 18~29세의 젊은 환자들은 이식 후 첫 2년 동안 체중이 늘어나는 경우가 많습니다. 따라서 적절한 운동과 식이로 체중을 조절하는 것이 좋습니다. 체질량지수(몸무게/키², kg/㎡)의 목표치는 18.5~25입니다.

체질량지수(BMI)에 따른 성인의 비만 종류

분류	체질량지수	허리둘레에 따른 동반질환의 위험도	
	kg/㎡	<90cm(남), <85cm(여)	≥90cm(남), ≥85cm(여)
저체중	<18.5	낮다	보통
정상	18.5~22.9	보통	증가
위험체중	23~24.9	증가	중등도
1단계 비만	25~29.9	중등도	고도
2단계 비만	≥30	고도	매우 고도

출처: 대한비만학회, 비만치료 지침 2012

② 비만 관리

비만을 치료하기 위해서는 칼로리 섭취 제한, 행동요법, 운동, 영양 상담 등이 필요합니다. 의사, 영양사, 간호사 등이 한 팀을 이루어 환자를 전반적으로 관리하고 가이드 해주어야 합니다. 초기에는 기존 체중의 약 10% 감량을 목표로 삼는 편이 좋습니다. 한 달에 1~2㎏ 정도 감량하면 적당합니다. 약물로 비만을 치료하는 것은 다른 약물의 흡수나 혈압에 변화를 일으킬 수 있으므로 주의해야 합니다.

③ 식품에 의한 감염성 합병증

콩팥이식을 받으면 영양 상태가 좋은 경우라도 정상인에 비해 감염 발생 위험이 높습니다. 하물며 영양실조가 있는(혈청 알부민 2.8g/㎗ 미만) 경우에는 위험성이 10배 정도 높다고 합니다. 안전하고 분별력 있는 식사 습관을 들여 이식 후 감염성 질환의 합병증을 줄이도록 하세요. 특히 이식 후 첫 4주 동안 식품에 의한 감염 빈도가 높으므로 주의해야 합니다.

음식 선택뿐 아니라 조리, 준비, 저장, 살균 및 섭취 완료 시점까지 적절하게 결정하는 것이 중요합니다. 잘 익히지 않은 고기나 육회 · 생선회 · 조개류는 식중독 위험성이 있으므로 가급적 피합니다. 껍질이 제거되고 먹기 쉽게 팩으로 포장된 과일이나 야채 샐러드도 피하는 것이 좋습니다. 신선한 과일과 야채는 몸에 좋지만 잘 씻어 먹어야 합니다.

④ 식품에 의한 비감염성 합병증

콩팥 기능이 떨어져 있는 이식 환자는 열대 과일인 스타프루트(star fruit)를 먹지 말아야 합니다. 동남아시아산으로 별 모양이 귀여운 이 과일은 콩팥 기능이 떨어진 사람이 먹을 경우 심한 신경학적 증상과 더불어 사망에까지 이를 수 있습니다.

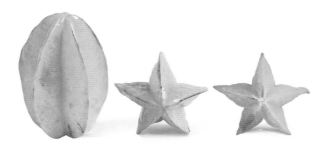

콩팥이식 환자의 금기 식품 스타프루트 ⓒ SMasters

⑤ 약초, 한약

약초나 한약 복용은 콩팥이식 환자에서 특히 위험할 수 있습니다. 첫 번째 이유는 면역억제제나 다른 약물들과의 상호작용에 대해 알려진 바가 별로 없기 때문입니다.

유럽에서 많이 이용하는 세인트존스워트(성요한의 풀)는 간의 대사효소(CYP3A4)를 강력하게 유도하여 타크로리무스/사이클로스포린을 포함한 여러 가지 약물들의 혈중 농도를 저하시킵니다. 타크로리무스나 사이클로스포린과 세인트존스워트를 동시에 복용할 경우 혈중 타크로리무스나 사이클로스포린 농도가 급격하게 감소되어 거부반응을 증가시킬 수 있습니다.

콜레스테롤을 떨어뜨린다고 알려진 홍국은 쌀에 홍국균을 접종하여 발효시킨 누룩을 말합니다. 콩팥 기능이 안정적인 환자가 홍국을 복용하여 횡문근융해증이 발생한 경우가 있으니 주의해야 합니다.

약초나 한약 복용이 위험한 두 번째 이유는 면역 체계에 이상을 초래할 수 있기 때문입니다. 에크나시아, 황기, 자운영, 노니 주스 등은 면역을 증강시키는 특성이 있습니다. 생강과 녹차는 면역억제 효과가 있으며 당귀와 큰엉겅퀴는 면역증진 효과가 있습니다. 이런 재료는 콩팥이식 환자의 면역 기능에 다양한 영향을 끼치기 때문에 피하는 것이 좋습니다.

어떤 한약재에는 중금속이나 독초가 포함되어 있습니다. 한약재는 위생 기준이 없어 미생물에 오염되었을 가능성도 있지요. 이런 경우 면역억제제를 복용 중인 환자에게는 매우 위험할 수 있습니다. 충분한 연구가 진행되고 적절한 규정이 만들어질 때까지 콩팥이식 환자는 한약재를 복용하지 말아야 합니다.

안정적인 콩팥이식 환자의 영양 추천

① 지방과 탄수화물
이식 후에는 고콜레스테롤혈증이 잘 생기고 체중이 증가하는 경향

고지혈증 치료와 예방을 위한 식이요법

영양소	권장 섭취량
포화 지방	총 칼로리의 7% 미만
고도 불포화지방	총 칼로리의 10%까지
단 불포화지방	총 칼로리의 20%까지
총 지방	총 칼로리의 25~35%
탄수화물	총 칼로리의 50~60%
섬유소	하루 20~30g
단백질	총 칼로리의 15% 정도
콜레스테롤	하루 200mg 미만
총 칼로리	이상체중을 유지하고 체중 증가를 방지할 수 있도록 에너지 섭취와 소모의 평형을 유지

이 있습니다. 또한 고지혈증 때문에 이식콩팥의 생존율이 감소합니다. 콩팥이식 환자의 약 60%에게서 고지혈증이 나타납니다. 이런 점들을 고려할 때 식사 중의 지질과 콜레스테롤을 감소시키는 것이 이식 후 장기간 식사요법으로 권장됩니다. 고지혈증 치료를 위해 약물요법이 필요한 환자의 경우에도 식이요법을 같이 하는 것이 중요합니다. 튀긴 음식은 피하고 꼭 필요한 경우에만 올리브유나 카놀라유를 사용하는 것을 추천합니다.

② 생선유

알파리놀렌산, DHA 등의 오메가-3 지방산은 다중불포화지방산의 일종으로서 핏속의 중성지방을 낮추고 관상동맥 질환을 예방하는 효과가 있다고 합니다. 생선유는 이식 후 고지혈증의 조절이나 IgA신증으로 이식한 환자에게는 도움이 될 수도 있습니다.

③ 나트륨

고혈압이 있는 환자의 경우 하루 소금의 섭취는 5g(나트륨으로 2g)이하로 제한해야 합니다. 혈압이 정상이고 부종이 없는 경우는 염분을 엄격히 제한할 필요가 없습니다.

④ 칼륨

콩팥 기능이 안정적인 환자에게도 사이클로스포린과 타크로리무스 사용과 관련된 고칼륨혈증이 나타날 수 있습니다. 5.5mEq/L 이하의 고칼륨혈증이 흔히 관찰되는데 콩팥 기능이 잘 유지된다면 큰 문제가 되지 않습니다. 담당 의사가 칼륨 함량이 높은 음식을 피하기를 권유할 경우 일부 과일의 섭취를 제한해야 합니다.

⑤ 칼슘, 인산, 비타민D

하루 800~1,500㎎의 칼슘을 식사와 보충제를 통해서 섭취해야 합니다. 인산 수치가 지속적으로 낮게 나타날 수 있는데 이때에는 인산 보충제의 사용이 필요합니다. 이차성 부갑상선기능항진증의 결과로 나타나는 고칼슘혈증은 이식 후 1년 동안은 약 30%, 1년 후에는 10% 정도의 환자에게서 관찰됩니다.

⑥ 마그네슘

저마그네슘혈증은 이식 후 장기간 지속될 수 있으며 이때에는 마그네슘의 보충이 필요합니다. 마그네슘 제제는 고밀도 지단백(HDL) 콜레스테롤을 증가시켜 혈중 지질 상태를 호전시킵니다. 마그네슘 제제가 혈압 조절에 미치는 효과에 대해서는 아직 논란이 많습니다.

그 밖에 주의할 점

① 알코올

과도한 음주는 타크로리무스나 사이클로스포린의 잠재적인 독성을 증가시킬 수 있습니다. 특히 사이클로스포린과 적포도주 간에는 상호작용이 있는데 적포도주는 자몽과 유사하게 간의 대사효소를 불활성화시켜 사이클로스포린의 혈중 농도를 높입니다. 그 정도는 자몽의 16% 정도라고 합니다. 그 외에도 과도한 음주는 고혈압, 무혈성 괴사 및 골 손실의 위험성을 증가시킵니다.

② 이식 후 임산부의 영양 권장

콩팥이식 후 임신한 안정적인 임산부에게 필요한 단백질량은 임신

전의 이상체중을 기준으로 1kg당 0.8g 정도입니다. 필요한 칼로리 양은 활동 정도에 따라 기초 에너지 소비량의 1.2~1.4배 정도이며 임신 첫 3개월 이후에는 추가로 300kcal가 필요합니다. 다른 영양소 요구량은 이식을 받지 않은 다른 산모들과 같지만 체중 증가와 혈당 등을 더 자주 관찰해야 합니다.

3 콩팥이식 후 식이요법

약물이 식사에 영향을 미칠 수도 있을까?

이식 후 거부반응을 방지하기 위해서 필수적으로 복용해야 하는 약물들은 식사에 영향을 미칠 수 있습니다. 식이요법에 영향을 주는 흔한 면역억제제로는 다음과 같은 것들이 있습니다.

- 스테로이드
- 사이클로스포린(네오랄, 사이폴)
- 타크로리무스(프로그라프, 타크로벨)
- 아자치오프린(이뮤란)
- 마이코페놀레이트(셀셉트, 마이폴틱, 마이렙트)
- 시롤리무스(라파뮨), 에베로리무스(써티칸)

이 약품 목록은 새로운 약제가 개발되면 더 늘어날 수 있습니다. 약제로 인한 신체 기능 변화의 예는 다음과 같습니다.

① 스테로이드(프레드니손)

- 식욕을 증가시켜 원치 않는 체중의 증가를 가져옵니다.
- 혈중 지질, 즉 콜레스테롤이나 중성지방을 증가시킵니다.
- 혈당을 올리고, 나트륨(소디움)과 수분 축적을 가져옵니다.
- 근육과 뼈를 분해시킵니다.

이런 효과는 스테로이드 용량이 높을 때 더 심하게 나타납니다.

② 기타 흔한 이식 관련 약제들

다른 면역억제제들의 가장 흔한 부작용은 혈중 지질, 즉 콜레스테롤이나 중성지방을 증가시키고, 혈당을 올리며 고혈압을 초래하는 것입니다. 칼륨이나 마그네슘, 인 수치의 변화도 흔히 볼 수 있습니다.

이식 후 체중이 증가할까?

많은 환자들이 이식 후에 입맛이 좋아지면서 원하지 않는 체중 증가를 경험하게 됩니다. 기름진 음식이나 단 음식, 밀가루를 이용한 과자, 빵 등의 페이스트리, 그 외 기름기와 설탕이 많이 포함된 음식을

체중 증가 시 권장 음식

- 생야채와 과일
- 기름을 뺀 육류, 생선, 껍질을 벗긴 가금류(닭, 오리, 거위)
- 무지방 유제품
- 무가당 음료수

피하고 권장 음식을 먹도록 하세요.

체중을 조절하면 심장병이나 당뇨병, 고혈압 같은 문제가 생기는 것을 방지할 수 있습니다. 만약 원치 않을 정도로 체중이 증가한다면 신체 활동을 많이 하고 저칼로리 식이를 해야 합니다. 담당 의사에게 저칼로리 식단을 짜줄 영양사를 소개해 달라고 하세요.

규칙적인 운동은 체중 조절과 심장근육에 도움을 주고 체형을 교정해 줍니다. 지구력을 길러주고 뼈를 튼튼하게 유지하는 데도 도움이 됩니다. 담당 의사와 운동 계획을 상의하고 가능하면 빨리 운동을 시작해야 합니다.

콜레스테롤과 중성지방을 줄이려면 어떻게 할까?

지방(콜레스테롤 혹은 중성지방)의 혈중 농도가 높아지면 심장병을 일으킬 수 있습니다. 다음과 같은 방법으로 음식을 섭취하세요.

- 과체중인 경우 체중 감량하기
- 알코올 섭취 줄이기
- 계란 노른자 섭취는 주당 3~4회로 줄이기
- 기름을 뺀 육류나 가금류, 생선 섭취하기
- 무지방 유제품 이용하기
- 샐러드 드레싱 줄이기
- 튀긴 음식, 경화유, 쇼트닝, 버터, 스틱형 마가린 피하기
- 통에 든 마가린, 마요네즈, 기름 등을 소량만 사용하기
- 아이스크림, 파이, 케이크, 쿠키 같은 고지방 디저트 대신 과일이나 무지방 디저트 섭취하기

식품의 콜레스테롤 함량				(단위: 100g)	
많은 식품(150mg 이상)		약간 많은 식품(50~150mg)		적은 식품(0~50mg)	
건오징어	630	게살	125	참치	50
메추리알	470	아이스크림	120	로스햄	40
대구알	340	버터쿠키	115	우유	11
생오징어	300	분말 치즈	108	요구르트	11
쇠고기 간	240	보리멸	100	탈지분유	2.8~3.2
버터	210	가자미	70	대두	0
뱀장어	200	청어	70	마가린	0
큰 새우	200	연어	65	미강유	0
굴	200	소시지	60	샐러드유	0
마요네즈	200	베이컨	60	옥수수유	0
빙어	190	꽁치	60	올리브유	0
카스텔라	190	고등어	55	참기름	0

탄수화물이 많은 음식을 먹어도 될까?

탄수화물은 당, 전분 등에 있으며 우리 몸의 연료와 에너지를 제공합니다. 스테로이드를 복용하는 사람은 몸에서 여분의 탄수화물을 사용하기가 어려워져서 혈당이 증가하고 당뇨병이 발생할 수 있습니다. 따라서 식사에서 단당류 음식을 줄여야 합니다. 단당류란 설탕, 소다수, 꿀 등입니다. 단당류 대신 쌀, 밀, 보리 등의 곡류와 콩, 파스타, 빵 등의 복합 다당류를 먹는 것이 좋습니다.

저염 식이를 계속해야 할까?

개인에 따라 차이가 많지만 혈압이 높은 콩팥이식 환자는 염분 섭취를 계속 제한해야 합니다. 이식 후 복용하는 약제들, 특히 스테로이드는 몸에 수분 축적을 초래할 수 있습니다. 염분은 이 문제를 더욱 악화시켜 수분 축적과 혈압 상승을 초래합니다. 혈압을 잘 조절하는 것은 이식한 콩팥의 기능을 유지하는 데 매우 중요합니다. 어느 정도의 염분이 적합한지는 담당 의사가 결정해 줄 것입니다. 인산이나 칼륨의 경우 1~2개월 내에 조절되는 데 반해 저염식은 영구적으로 계속 필요할 수도 있습니다.

염분이 많은 음식

- 라면 스프
- 피클
- 조미료
- 된장, 고추장, 간장 등의 양념류
- 베이컨이나 소시지 요리
- 다진 고기로 만든 통조림
- 감자칩, 크래커 등의 스낵

단백질 음식을 많이 먹어도 될까?

단백질은 근육과 조직을 재생하고 수술 후 상처 회복을 돕기 때문에 중요합니다. 이식 후 대량의 스테로이드 사용으로 근육 조직이 감소된 것을 보충하기 위해 일반식보다 다량의 단백질을 섭취할 필요가 있습니다. 시간이 흐르면 중등도의 단백질 섭취로 바꿀 수 있습니다.

단백질이 풍부한 음식

- 육류(소, 돼지, 양 등), 가금류(닭, 오리, 꿩 등), 생선
- 우유, 요구르트, 치즈
- 계란
- 콩, 두부, 땅콩

칼륨은 어느 정도로 섭취해야 할까?

이식콩팥이 잘 기능하는 동안에는 정상적인 양의 칼륨을 섭취할 수 있습니다. 그런데 이식 관련 약제 중에는 혈중 칼륨 농도를 증가시키거나 감소시키는 것이 있습니다. 만약 혈중 칼륨 농도가 너무 높거나 낮다면 담당 의사가 음식 중 칼륨 섭취를 바꾸라고 충고해 줄 것입니다.

 칼륨이 많이 들어 있는 음식

- 오렌지 · 살구 · 레몬 주스
- 바나나, 오렌지, 살구, 참외, 생밤, 곶감, 건포도, 호두
- 토마토 주스(특히 염분이 많으므로 주의)
- 감자, 고구마
- 우유, 요구르트
- 토마토, 잎이 검은 채소, 호박, 숙주, 버섯, 양파

칼슘과 인산이 문제가 될까?

혈중 칼슘과 인산 농도에 주의해야 합니다. 신부전을 오래 앓다 보면 우리 몸은 건강한 뼈에 필요한 칼슘과 인산의 균형을 잃어버립니다. 이식콩팥이 제 기능을 발휘함에 따라 신부전 당시에 소실되었던

뼈를 다시 만들어내게 됩니다. 이때 혈중 인산 수치가 급격히 떨어질 수 있습니다. 이식 후 수개월이 지나면 뼈의 소실을 확인하는 검사를 받게 될 것입니다.

뼈를 건강하게 유지하는 방법에 대해 담당 의사와 상의해 보세요. 성인의 경우 하루 두 번 정도는 유제품(우유, 치즈, 요구르트)을 섭취할 필요가 있습니다. 담당 의사나 영양사가 특별히 유제품을 금지시키지 않는다면 식단에 유제품을 포함시킵니다.

필요하다면 칼슘과 인산 보충제를 사용할 수 있습니다. 하지만 이런 보충제는 이식콩팥에 영향을 미칠 수 있기 때문에 반드시 의사와 상의한 후에 복용해야 합니다.

음식물 섭취에 대한 계획을 세워야 할까?

음식물 섭취를 계획적으로 해야 합니다. 이식 수술 후 영양사와 함께 식이요법 계획을 짜게 됩니다. 이 계획은 환자의 체중, 혈액 검사 결과, 콩팥 기능, 현재 복용 중인 약물 등에 따라 달라집니다. 개인에 따라 추천할 식이요법이 다르므로 개별적으로 영양사와 계획을 세우기 바랍니다.

체중이 증가하면 어떻게 할까?

스테로이드제를 복용하다 보면 식욕이 증가해 체중과다 상태가 될 수 있습니다. 이식 후 체중 증가가 필요할 수도 있고 아닐 수도 있기 때문에 영양사와 상의하는 것이 중요합니다. 체중 증가를 조심할 필요가 있다고 해서 음식을 꼭 적게 먹어야 하는 것은 아닙니다. 단지 음식을 가려서 먹으라는 뜻입니다. 이상체중을 유지하도록 노력해야 합니다.

- 지방이 많고 칼로리가 높은 음식을 제한합니다.
- 섬유소가 많이 함유된 음식, 즉 과일이나 채소 등을 먹는 것이 좋습니다.
- 담당 의사에게 문의하여 본인에게 맞는 운동을 규칙적으로 합니다.

3

콩팥이식 후
성생활과 임신은 가능할까?

콩팥이식 후에는 이전보다 성 기능과 임신 능력이 향상됩니다. 가임기 여성은
이식콩팥의 기능이 양호할 경우 빠르면 이식 후 1~2개월 내로 임신이 될 수 있
지만 임신 권장 시기는 이식 후 1~2년이 경과했을 때입니다. 환자의 몸 상태와
합병증 위험성 등을 담당 의사와 잘 의논하여 계획하는 것이 좋습니다.

성 기능 및 임신 능력의 회복

만성 콩팥병 상태에서는 성 관련 호르몬이 변화하고, 이로 인하여 남녀 모두 성적 욕구 감소, 성 기능 장애 및 임신 능력 저하 등을 겪게 됩니다. 투석을 받는 여성 환자들의 경우에는 같은 나이의 건강한 여성들보다 폐경이 빨리 오고 성 기능 및 삶의 질 지수가 떨어진다는 연구 결과도 보고된 바 있습니다.

콩팥이식 후에는 호르몬이 정상적으로 변하면서 성적 욕구가 증가하고 발기 기능 및 만성 피로감이 회복되어 성 기능이 향상되는 경우가 많습니다. 남성은 정자의 숫자와 성숙이 회복되고, 여성은 배란 및 월경이 규칙적으로 돌아와 임신 능력이 향상됩니다.

발기부전 문제

상당수의 남성들이 콩팥이식 후에도 발기부전이 지속됩니다. 이는 발기 능력이 콩팥 기능뿐만 아니라 일부 고혈압 약제, 자율신경장애 등 여러 가지 요인과 관련되기 때문입니다. 이식 후 발기부전으로 성생활에 지장이 있으면 의료진과 상담하기 바랍니다. 포스포다이에스터레이스 5 억제제(비아그라, 시알리스, 레비트라)같이 발기를 도와주는 약제들은 콩팥 기능과 약물 농도에 큰 영향을 미치지 않고 효과도 우수한 것으로 알려져 있어 치료에 많이 사용되고 있습니다.

성행위 시의 주의 사항

성행위 시에는 요로감염이 일어나지 않도록 청결을 유지해야 하며 항문 성교 같은 비위생적인 성교는 하지 말아야 합니다. 특히 여성은 요로감염의 위험이 높으므로 청결 상태에 더 주의해야 합니다. 성교 전후로 물을 많이 마시고 일부러 소변을 보는 것이 요로감염을 예방할 수 있습니다. 성교로 인한 감염성 질환, 특히 B형 및 C형 간염, HIV, HSV, CMV 등의 바이러스 질환이 전염되는 것을 방지하기 위해서는 이러한 질환의 가능성을 배제할 수 없는 상대와 성관계 시 반드시 콘돔을 착용하기를 권합니다.

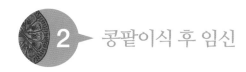

2 콩팥이식 후 임신

임신 계획 단계

① 콩팥이식 후의 피임

가임기 여성은 이식콩팥의 기능이 양호할 경우 빠르면 이식 후 1~2개월 내로 임신이 될 수 있습니다. 따라서 이식 직후부터 임신을 주의해야 합니다.

피임 방법은 콘돔이나 저용량 경구용 피임약이 비교적 무난한 것으로 알려져 있습니다. 경구용 피임약의 경우, 과거에는 고혈압, 색전증(혈관 속으로 운반되어 온 여러 부유 물질 때문에 혈관이 막힌 상태) 등의 부작용 가능성 때문에 사용을 권하지 않았습니다. 하지만 혈압 조절이 잘 되는 환자에게서는 경구용 피임제에 의한 부작용이 아직 입증

되지 않았습니다. 최근 호르몬 함량이 감소된 저용량 경구용 피임약의 개발로 부작용의 우려가 많이 해소되었습니다.

반면 자궁 내 장치는 사용하지 않는 것이 좋습니다. 면역억제제 복용으로 피임 효과가 떨어질 뿐만 아니라 감염 위험도 있기 때문입니다.

② 임신 권장 시기

임신은 이식한 지 1~2년이 경과한 후, 콩팥 기능이 안정적이고, 단백뇨가 거의 없고, 1년 이내 급성 거부반응이 없으며 면역억제제의 용량이 안정되어 있는 시기에 하는 것을 권합니다.

③ 임신 계획 시 고려 사항

콩팥이식 후에는 임신 능력이 상당 부분 회복되지만 임신율과 성공적인 출산율이 일반인에 비해 현저히 떨어지는 것이 사실입니다. 콩팥이식 환자의 임신은 임신 중독증, 임신성 고혈압 같은 합병증의 위험이 높습니다. 자궁 내 성장 지연 및 조기 분만의 가능성도 큰 것으로 알려져 있습니다.

신부전의 원인이 다낭성 신증 같은 유전적 질환이라면 자녀에게 콩팥 질환이 유전될 수도 있습니다. 이 점을 충분히 고려한 후 임신을 계획하기 바랍니다.

임신 후 관리

① 임신 중 약물 복용

사이클로스포린, 타크로리무스, 부신피질호르몬제 및 아자치오프린 등의 면역억제제는 임신 중에도 복용이 가능하며, 이들 약제와 직접적으로 연관된 신생아 기형 등의 부작용은 아직 알려져 있지 않습니다.

반면 마이코페놀레이트 모페틸(소디움)과 시로리무스, 에버로리무스는 태아 기형을 유발할 수 있으므로 임신에 금기입니다. 적어도 임신 6~12주 이전에는 이런 약을 중단하고 필요할 경우 다른 면역억제제로 전환해야 합니다. 또한 사이클로스포린과 타크로리무스는 혈중 약 농도가 임신에 영향받을 수 있으므로 좀 더 면밀한 추적 검사가 필요합니다.

면역억제제 외에 혈압약 등 다른 약제를 복용하고 있는 여성이라면 임신 전에 미리 의료진과 의논해야 합니다. 이 중에 태아에게 영향을 미치는 약이 있을지 모르기 때문입니다.

남성 이식 환자는 본인이 임신하는 것이 아니므로 태아에 미칠 영향을 고려할 필요 없이 대부분의 면역억제제를 그대로 복용할 수 있습니다. 단, 시로리무스 제제는 정자 생산을 감소시켜 불임을 유발할 수 있으므로 자녀를 갖고자 하는 남성은 이식 전에 의료진과 의논하기 바랍니다. 또한 마이코페놀레이트 모페틸 제제의 경우, 남성이 복용했을 때 태아에게 위험하다는 보고는 아직 없지만, 조심하는 차원에서 남성 또한 적어도 임신 90일 전에 미리 이 약을 중단하기를 권고합니다.

② 산전 진찰과 출산

모든 콩팥이식 환자는 고위험 산모군으로 산전 진찰을 받게 됩니다. 임신 후반부에는 단백뇨가 일시적으로 증가할 수 있지만 고혈압이 동반되지 않으면 별 문제가 되지 않으며 출산 후 자연히 사라집니다. 출산은 정상 분만이나 제왕절개가 모두 가능합니다.

③ 모유 수유

출산 후 모유 수유는 하지 않는 것이 좋습니다. 모유를 통해서 면역억제제가 아기에게 전해질 수 있고 이것의 생물학적 안전성이 아직 확립되지 않았기 때문입니다.

콩팥 공여 여성의 임신

콩팥 공여는 여성의 임신 능력 및 임신 합병증에 특별한 영향을 미치지 않는 것으로 알려져 있습니다.

콩팥이식 후 임신 관련 주의 사항

- 임신 권장 시기: 이식 후 1~2년 경과 시점. 콩팥 기능이 안정적이고 단백 뇨가 거의 없을 때
- 권장 피임법: 콘돔, 저용량 경구용 피임약
- 임신 계획 시 고려할 점: 합병증 위험, 유전 가능성 등
- 임신 후 관리: 약물 복용에 관해 의료진과 의논. 산전 진찰 철저히
- 모유 수유: 권하지 않음

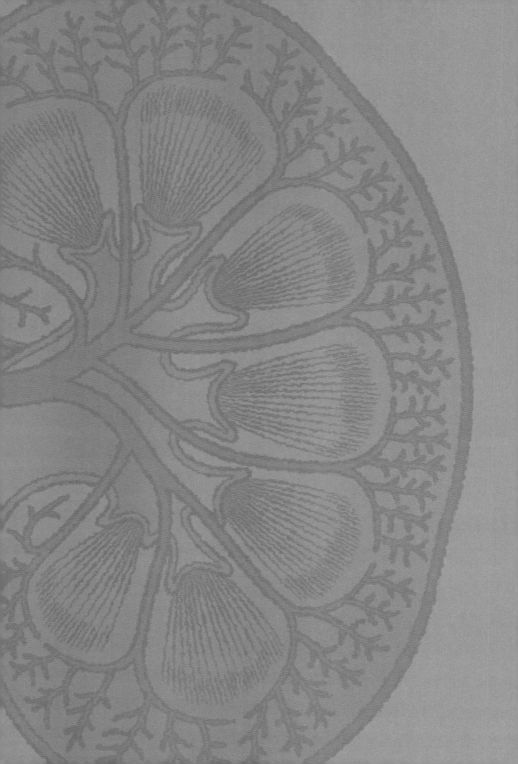

새 콩팥을 잘 지키는 법

의료진과 함께하는 관리

이식 후 최소 1개월, 최대 3개월 동안은 체온, 혈압, 맥박, 소변량을 계속 점검할 필요가 있습니다. 매일 이 수치들을 기록하여 외래 방문 시 담당 의사에게 보이기 바랍니다. 정기적인 외래 방문의 주요 목적은 면역억제제를 포함한 전반적인 약의 적정량을 결정하여 감염이나 급성 거부반응을 예방하는 것입니다. 정해진 날짜와 처방을 꼭 지켜 건강한 이식생활을 유지하도록 합시다.

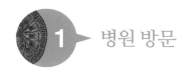# 병원 방문

콩팥이식을 받은 후 퇴원하기 전에는 이후 외래 진료 및 검사 일정, 담당 의사, 검사 방법 등을 자세히 알아야 합니다. 매일 측정하고 기록해야 할 것이 무엇인지 교육받아야 하고, 이상이 생기면 누구에게 어떻게 연락할지를 꼭 확인해 두어야 합니다.

퇴원 후 정기적인 외래 방문

퇴원 후 병원을 방문하는 횟수는 초기에는 주 1회 이상으로 자주 있으나 점차 방문 횟수가 줄어듭니다. 3~6개월 정도 경과하면 한 달에 한 번 정도 병원을 방문하게 됩니다.

외래 방문 2~3일 전에는 쇠고기, 돼지고기, 닭고기 등의 고기류를 먹지 않는 것이 좋습니다. 고기류 섭취가 크레아티닌 검사 결과를 흩뜨릴 수 있기 때문입니다. 외래 방문 전에는 일을 많이 하거나 운동을 심하게 하는 것도 피하도록 합니다. 몸이 피곤해지면 검사 결과가 나쁘게 나올 수 있습니다.

외래 방문 시에는 각종 검사를 위해 금식을 해야 합니다. 하지만 집에서 병원까지 가는 데 2시간 이상 걸릴 경우, 그 시간 동안 수분을 전혀 섭취하지 않으면 혈액 검사 결과가 나빠질 수 있습니다. 통원 시간이 길 때에는 간간이 물을 마셔서 목이 마르지 않도록 하세요.

이식 후 최소 1개월, 최대 3개월 동안은 체온, 혈압, 맥박, 소변량을 계속 점검할 필요가 있습니다. 매일 이 수치들을 기록하여 외래 방문 시 담당 의사에게 보이기 바랍니다. 또한 궁금한 점을 평소에 기록해 두어 외래 시 의료진에게 물어보고, 외래에서 검사한 결과도 기록하도록 합니다.

정기적인 외래 방문의 주요 목적은 면역억제제를 포함한 전반적인 약의 적정량을 결정하여 감염이나 급성 거부반응을 예방하는 것입니다. 정해진 날짜와 처방을 꼭 지켜 건강한 이식생활을 유지하도록 합시다.

병원에 가야 할 응급 상황

콩팥이식을 받은 후 의료진이 조언한 대로 잘 따랐는데도 몸 상태가 갑자기 나빠지거나 예상치 않은 상황에 처해 당황하는 경우가 생길지 모릅니다. 평소에 이런 상황을 잘 알아두면 응급 상황이 발생했을 때 침착하게 대응할 수 있습니다. 다음과 같은 증상이 나타나면 반드시 담당 의사에게 연락하세요.

① 열이 날 때

사람의 정상 체온은 겨드랑이 온도로 36.5℃입니다. 보통 38℃가 넘으면 몸 상태를 의심해 봐야 합니다. 38℃ 이상의 열이 2~3일간 지속된다면 담당 의사와 반드시 상의하세요. 이식 후 여러 가지 합병증이 나타날 수 있는데 그중에서도 저하된 면역력 때문에 세균이나 바이러스 등에 의한 감염병이 쉽게 발생할 수 있습니다. 체온 상승도 바로 감염병 때문일 수 있습니다.

② 소변보기가 힘들거나 아플 때

콩팥이식 후 면역억제제 사용에 따라 흔히 나타나는 감염병 중 하나가 요로감염증입니다. 열이 나면서 이식된 콩팥 부위가 아프거나 소변볼 때 요도 끝이 아픈 증상입니다. 또 방광 문제로 소변을 보고 나서도 다시 보고 싶은 증상이 함께 나타나기도 합니다. 세균 감염이 심한 경우 혈뇨가 동반되기도 합니다.

③ 감기가 심하거나 길어질 때

환절기 또는 겨울에 들어설 때 감기에 걸리는 경우는 매우 흔합니다. 보통 사람이 3~4일 아프면서 지나가는 감기도 이식 환자의 경우에는 기간이 길어지고 2차 세균 감염이 일어나 폐렴으로 진행되기도 합니다. 기침과 누런 가래가 함께 나타난다면 적극적인 검사와 치료가 필요합니다. 숨쉬기가 어려워지는 증상이 발생하면 즉시 담당 의사와 상의하거나 응급실 진료를 받기 바랍니다.

세균성 폐렴의 악화도 고려해야 하고 곰팡이류에 의한 폐렴(특히 주폐포자충)도 많이 발생합니다. 열이 나면서 갑자기 호흡곤란이 오고 가래 없는 기침이 동반되면 주폐포자충에 의한 폐렴을 의심해 볼 수 있습니다. 항생제 사용과 산소 공급이 필요하기 때문에 이러한 증상이 발생하면 가급적 빨리 병원에 가서 진료를 받아야 합니다.

④ 설사가 심할 때

설사는 대변의 횟수나 양이 증가하고(하루에 200g 이상 증가) 수분이 많아져 묽은 변을 보는 것을 말합니다. 급성 설사는 대부분 하루 이틀 정도 나타나다가 좋아지지만 변에 피가 묻어 있거나 열이 나고 복통이 심하면 정밀한 진찰을 받아야 합니다.

급성 설사를 일으키는 원인으로는 식중독이 가장 많습니다. 보통 오염된 음식을 먹은 지 6~12시간 이내에 일어나며 증상이 오래가지는 않습니다. 하지만 바이러스 감염에 의한 경우에는 1~2일이 지나서 설사가 시작되며 구역, 구토, 고열 등의 증세를 동반합니다. 변에 피가 묻어 나오거나 점액이 있는지를 확인해야 합니다.

급성 설사의 경우, 휴식을 취하며 충분한 수분과 염분을 섭취해야 하고 정맥주사로 수분과 전해질을 보충해 주어야 합니다. 감염성 설사일 때는 지사제 사용이 오히려 병을 악화시킬 수 있으므로 가급적 사용하지 말아야 합니다. 면역억제제를 복용하는 환자는 항생제를 사용하여 원인균을 없애는 치료가 필요할 수 있습니다.

피부에 물집이 잡히면서 통증이 심할 때, 걷기가 불편할 정도로 양쪽 엉덩이 쪽에 통증이 발생할 때도 가능한 한 빨리 담당 의사와 상의하세요.

⑤ 갑자기 약이 떨어졌을 때

스키를 좋아해 겨울만 손꼽아 기다리는 환자가 있었습니다. 눈이 내리자마자 짐을 싸들고 스키장으로 떠났습니다. 당연히 여행 기간 동안의 약은 잘 챙겨 갔지요. 그런데 한밤중에 폭설이 내리는 바람에 교통이 마비되어 정해진 날에 집에 갈 수 없는 상황이 발생했습니다. 여분의 약이 없어 몹시 애를 먹었다고 합니다.

이처럼 예상치 못한 상황에 부딪힐 때를 대비해 콩팥이식 환자는 항상 여분의 약을 지니고 다녀야 합니다. 자신이 복용하는 약의 이름

이식 환자가 병원에 가야 할 응급 상황

- 이식콩팥 주변이 아플 때
- 38℃ 이상의 고열이 나거나 몸이 바들바들 떨리며 추울 때
- 심한 두통이나 근육통이 있을 때
- 이식콩팥 주위에 통증이 있을 때
- 소변량이 줄거나(1ℓ 이하) 색깔이 콜라색으로 변할 때
- 소변을 볼 때 아프거나 심한 냄새가 날 때
- 몸이 붓거나 체중이 증가할 때(하루에 1㎏ 또는 1주일에 2㎏ 이상)
- 혈압이 갑자기 높아졌을 때
- 기침을 하거나 숨이 찰 때
- 구토, 설사, 복통이 생기거나 대변에 피가 나올 때

과 용량을 스마트폰이나 수첩에 기록하여 늘 지니고 다닐 필요가 있습니다. 약을 구하기가 어려울 때는 스테로이드를 평소보다 2~3배 정도 복용하면서 응급상황을 벗어나야 합니다.

당뇨병과 응급 상황

당뇨병이 있는 환자에게 혈당 조절은 매우 중요한 문제입니다. 이식 후 혈당 조절이 계속 안 될 때는 담당 의사의 치료가 필요합니다.
당뇨병으로 콩팥이 망가진 환자의 경우, 투석을 할 때는 혈당 조절

이 비교적 잘되다가 이식 이후 혈당 조절이 갑자기 안 되는 경우가 발생합니다. 이는 몸에서 필요한 인슐린 양이 증가하고 면역억제제가 혈당 조절을 방해하기 때문입니다.

일부 환자들은 이식 후 다양한 면역억제제를 사용하면서 없던 당뇨병이 새롭게 발생할 수 있습니다. 목마름이 심해지고 소변을 자주 보고 체중이 감소하는 것이 전형적인 당뇨병의 발생 증상이지요. 과체중이거나 가족 내에 당뇨병이 있는 경우 당뇨병이 새로 발생할 가능성이 증가합니다. 그러니 이식 환자는 혈당 변화에 관심을 가져야 하며 담당 의사도 이러한 현상이 발생하는지 주의를 기울여야 합니다.

재입원

이식 후 첫 6개월 동안 많은 환자들이 위와 같은 증상으로 재입원을 하게 됩니다. 이처럼 원치 않는 상황이 닥치면 누구라도 좌절감과 불안이 생기겠지요. 하지만 마음을 단단히 먹고 긍정적으로 생각하세요. 이런 일은 콩팥이식 환자에게 흔하답니다. 적극적으로 치료에 임하면 대부분 좋아져서 퇴원할 수 있습니다.

타 진료과 방문

면역억제제는 몸의 다른 기관에 영향을 줄 수 있습니다. 따라서 콩팥이식 환자는 규칙적으로 다른 진료과를 방문할 필요가 있습니다. 타 진료과 방문 시에는 의료진에게 콩팥이식 사실과 복용 중인 약을 알려야 합니다. 아래에 제시하는 진료과는 1년에 한 번 규칙적으로 가보는 것이 좋습니다.

① 안과

면역억제제 중 스테로이드가 각막염, 백내장, 녹내장 등을 일으킬 수 있습니다. 이 경우 시야가 흐려지거나 시력이 나빠질 위험이 있기 때문에 정기검진이 필요합니다.

② 치과

면역억제제로 인해 잇몸이 자라거나 붓고 피가 날 수 있으니 정기검진을 받는 것이 바람직합니다. 이를 빼거나 스케일링, 필링 등을 할 경우에는 감염을 예방하기 위해 의료진과 상의해야 합니다.

③ 부인과

여성의 경우, 정기적인 부인과 암 검사를 1년에 한 번씩 하는 것이 좋습니다.

④ 건강검진

종양, 감염 등을 조기에 발견하려면 전반적인 건강검진도 주기적으로 시행하는 것이 좋습니다.

타과 치료 시 주의 사항

콩팥이식 후 면역억제제를 복용하면서 다른 진료과에서 사용하는 약제들을 복용할 경우 흡수와 대사 측면에서 상호작용을 일으킬 수 있습니다. 또한 타과 진료와 관련된 약제들은 이식콩팥의 기능에도 직간접적으로 영향을 미칠 수 있습니다. 따라서 이식 환자는 타과에서 처방받은 약제를 복용하기 전에 콩팥 담당 의사와 상의하는 것이 안전합니다. 진료 분야별로 주의할 사항을 알아봅시다.

① 치과 치료

이식 후 면역억제제 사용으로 면역력이 저하되면 잇몸 염증이나 치은염이 자주 생깁니다. 또 사이클로스포린 같은 면역억제제나 칼슘 통로 차단제 같은 혈압약을 복용하면 통증과 출혈을 동반하는 잇몸 비대를 유발할 수 있습니다. 이식 후 거부반응으로 고강도의 면역억제 치료를 받는 환자들 경우는 캔디다증 같은 구강 내 곰팡이 감염이 발생할 수 있고, 일부 면역억제제는 구강 내 궤양을 유발하기도 합니다. 따라서 이식 환자는 올바른 양치 습관과 정기적 치과 관리를 통해 치과 질환을 예방하는 것이 중요합니다.

치과 치료에서 흔히 사용하는 국소마취제는 이식 환자에게 큰 문제가 되지 않지만 치과 치료 후 흔히 사용하는 NSAIDs계 진통소염제나 항생제는 콩팥 기능이 저하된 환자들에게 위험할 수 있습니다. 담당 의사와 상의한 후 사용해야 합니다.

한편 혈액투석 때 사용하였던 동정맥루가 아직 살아 있는 환자는 치과 치료 전후 세균 감염 위험성이 높아 항생제를 사용해야 할 수 있습니다. 항생제는 그 종류에 따라서 복용하고 있는 면역억제제의 혈액 농도에 영향을 줄 수 있으므로, 사용하기 전에 담당 의사와 상의해야 합니다. 일반적으로 유나신(unasyn)이나 세팔로스포린 계통의 항생제는 안심하고 사용할 수 있으나 콩팥 기능이 떨어져 있을 때는 이에 맞추어 용량을 감량 투여해야 합니다.

② 금식이 필요한 검사를 받을 때

복부 초음파, 간 기능 검사, 고지혈증 검사 등 금식이 필요한 검사를 받을 때 유념할 것이 있습니다. 이런 검사는 대부분 오전에 시행하므로 전날 저녁에 면역억제제를 복용하고 다음날 검사 후에, 평소보다 조금 늦게 면역억제제를 복용해도 문제는 없습니다.

하지만 치료내시경 검사 또는 대장내시경 검사와 같이 더 오랜 기간 금식과 장 청결제를 사용하는 검사가 예정되어 있다면 주의해야 합니다. 면역억제제의 혈중 농도가 감소하는 기간이 상당히 길어지므로 담당 의사와 먼저 상담한 후에 검사를 진행하는 것이 바람직합니다.

③ 방사선 조영제를 사용하는 경우

최근 환자가 불편감을 호소할 때, 정확한 진단을 위해서 CT 촬영을 많이 시행합니다. CT 촬영을 할 때 정맥으로 조영제를 주사한 후 검사를 시행하면 사진이 뚜렷하게 나타나 정확한 진단에 도움이 됩니다. 하지만 이때 주입된 조영제가 배설되는 과정에서 콩팥에 손상을 줄 수 있습니다. 콩팥이식 환자가 CT 촬영 시 조영제 사용에 주의해야 하는 이유입니다.

특히 콩팥 기능이 과거 거부반응이나 그 밖의 이유로 정상보다 약간이라도 감소된 경우에는 조영제에 의한 콩팥독성이 훨씬 크게 나타날 수 있습니다. 담당 의사와 상의해서 예방 처치를 충분히 받은 후에 꼭 필요한 검사만 받는 것이 좋습니다.

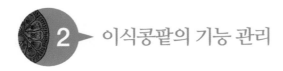

2 이식콩팥의 기능 관리

이식콩팥의 기능을 점검하는 방법

콩팥이식 환자나 가족들의 가장 큰 관심사는 아마도 혈중 크레아티닌 수치일 것입니다. 혈중 크레아티닌은 우리 몸에서 생성되는 노폐물의 하나로 콩팥의 기능, 특히 배설 기능이 감소하면 증가하게 됩니다. 따라서 혈중 크레아티닌은 이식 전과 마찬가지로 이식받은 콩팥이 얼마나 건강하게 기능을 수행하는지 알아보는 지표로 가장 유용하게 활용됩니다.

오른쪽 그림은 사구체여과율과 혈중 크레아티닌의 관계를 나타냅니다. ①구간처럼 콩팥 기능이 정상에 가까울 때에는 사구체여과율이 상당히 감소해도 혈중 크레아티닌의 변화는 미미한 반면, ②구간

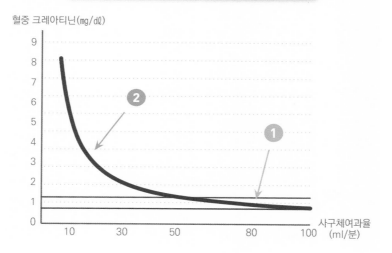

사구체여과율과 혈중 크레아티닌의 관계

혈중 크레아티닌(mg/dℓ)

사구체여과율
(ml/분)

처럼 사구체여과율이 30% 이하로 감소한 상태에서는 약간의 콩팥 기능 변화에도 혈중 크레아티닌이 큰 폭의 변화를 나타내므로 해석에 주의해야 합니다.

콩팥이식을 받고 퇴원할 때 혈중 크레아티닌이 1.1~1.3mg/dℓ 이하의 수치라면 대개는 이식이 성공적으로 수행되었음을 의미합니다. 하지만 이식 후 비슷한 콩팥 기능을 가진 환자라 하더라도 혈중 크레아티닌 수치는 사람마다 다를 수 있습니다. 그 이유는 크레아티닌이 근육에서 만들어지는 물질이며 근육량에 비례하기 때문입니다. 근육량이 많은 사람은 그렇지 않은 사람에 비해 크레아티닌의 생산량이 많아서 콩팥 기능과 상관없이 크레아티닌 수치가 높습니다. 체중이 많이 나가는 사람도 체중이 적은 사람보다 크레아티닌이 높습니다. 이식 후 콩팥 기능을 평가할 때에도 단순히 혈청 크레아티닌 수치를 이용하기보다 공식을 이용한 예상 사구체여과율을 사용하기를 더 추천합니다.

이식 수술 후 처음에는 크레아티닌 수치가 약간 높더라도 시간이 지나면서 조금씩 호전되는 경우가 많습니다. 뇌사자 콩팥이식으로 초기에 콩팥 기능이 완전히 회복되지 않은 환자의 경우에는 퇴원 후 크레아티닌 수치가 추가적으로 호전될 수 있으며 이식콩팥이 점차 커지면서 콩팥 기능이 점차 좋아지는 경우도 많습니다. 이식 직후의 크레아티닌 수치도 중요하지만 앞으로 크레아티닌이 상승하지 않도록 건강한 콩팥 기능을 유지하는 것이 더욱 중요하다는 점을 기억하세요.

혈중 크레아티닌 상승 원인

이식 후 혈중 크레아티닌이 점차 증가하면 담당 의사는 그 원인을 알아보기 위해 여러 가지 검사를 시행하게 됩니다. 이식 후 크레아티닌의 상승 원인은 콩팥 기능의 감소일 가능성이 많습니다. 이식 초기에 흔한 크레아티닌 상승의 원인을 구체적으로 살펴보면 다음과 같습니다.

- 소변 배설에 장애를 유발하는 방광 또는 요관 문제
- 타크로리무스나 사이클로스포린과 같은 면역억제제가 과도하게 사용되었을 때
- 급성 거부반응
- BK 바이러스 같은 감염증
- 원인 콩팥 질환의 재발
- 콩팥 혈관 협착

이중에서 환자들에게 가장 걱정스러운 문제는 아마도 거부반응일 것입니다. 하지만 거부반응 이외에도 크레아티닌 수치를 오르게 하는 원인에는 여러 가지가 있습니다.

① 검사 전날 무리한 운동, 육류 과식

검사 전날 무리하게 운동했거나 고기를 너무 많이 먹은 경우 크레아티닌 수치가 오를 수 있습니다. 크레아티닌은 근육에서 유래된 물질이기 때문에 검사 전날에 무리한 운동이나 활동을 할 경우 크레아티닌 값이 상승되는 경우가 많습니다. 또 검사 전 1~2일간 과도한 육류를 섭취한 경우 육류에서 크레아티닌이 흡수되어 약간의 변화를 유발할 수 있습니다. 따라서 검사 전날에는 무리한 운동이나 과도한 육류 섭취를 피하는 것이 좋습니다.

② 체중 증가

일반적으로 이식 환자는 투석할 때보다 식욕이 증가해 음식을 많이 먹게 되고 그러다 보면 체중도 증가합니다. 체중과 근육의 증가는 근육에서 배출되는 노폐물, 즉 혈중 크레아티닌 수치의 상승을 일으킵니다.

③ 감기 등의 발열 반응, 설사나 구토 등의 탈수 현상

감기, 설사, 구토 후에 혈중 크레아티닌 수치가 증가할 수 있습니다. 체내의 수분이 부족해지면 콩팥 기능이 저하되고 따라서 혈중 크레아티닌 수치가 증가합니다. 충분한 수분 공급이 중요한 이유가 여기에 있습니다.

④ 약물 농도 상승

거부반응을 억제하기 위한 사이클로스포린이나 타크로리무스의 혈중 농도가 과도하게 상승할 경우 크레아티닌 수치가 높아질 수 있습니다. 면역억제제 용량 조절이 중요한 이유가 여기에 있습니다.

앞에서 열거한 모든 경우에 크레아티닌 수치가 증가할 수 있으므로 혈중 크레아티닌 수치가 변화하였다 하더라도 침착하게 그 원인을 찾아내는 작업이 중요할 것입니다.

콩팥이식 후 6개월이 지나면 대부분의 환자들이 안정된 혈중 크레아티닌 수치를 보이게 됩니다. 이 시기를 지나면 급성 거부반응의 위험도도 어느 정도 감소하고 환자마다 적정 약물 농도를 찾아 사용하게 되며 이에 따라 감염 위험도 상당히 감소합니다. 따라서 6개월 또는 1년 경과 시점의 혈중 크레아티닌 수치가 만족스러운 수치를 보인다면 향후 좋은 예후를 기대할 수 있습니다.

그러나 이후에도 거부반응의 위험성은 사라지는 것이 아닙니다. 만성 거부반응은 이식콩팥의 장기 생존을 가로막는 가장 큰 장애물입니다. 이식 후 1년은 고혈압, 고지혈증, 당뇨병 등 장기 합병증이 시작되는 시기이므로 규칙적인 약물 복용과 정기적인 혈중 크레아티닌 검사를 바탕으로 적극적인 관리를 지속해야 합니다.

3 면역억제제 이외에 복용하는 약물

콩팥이식을 받은 사람은 면역억제제 복용이 필수적입니다. 이 밖에 합병증 치료나 증상 완화, 감염 예방 및 치료 목적으로 다음과 같은 여러 가지 약물을 복용할 수 있습니다.

항고혈압제

콩팥이식 후 고혈압이 생기면 이식콩팥의 생존율이 떨어지므로 혈압을 적절하게 조절해야 합니다. 고혈압을 치료하는 데 쓰이는 약제를 항고혈압제라고 하며 다음과 같은 종류가 있습니다.

① 이뇨제

고혈압 치료제의 기본 약물입니다. 이뇨제는 다른 약물과 함께 투여하여 심혈관계 이환율 및 사망률을 줄입니다. 이뇨제의 원리는 신세뇨관에서 수분과 염분 흡수를 억제해 소변량을 증가시킴으로써 혈압을 떨어뜨리는 것입니다. 이뇨제의 부작용으로는 저칼륨혈증, 고요산혈증, 고지질혈증 등이 있습니다.

② 베타 차단제

이뇨제와 더불어 고혈압 치료에 가장 널리 사용되는 약제입니다. 베타 차단제는 심혈관계에 특이적으로 작용하여 혈압을 낮춥니다. 베타 차단제의 부작용으로는 기관지 천식, 성 기능 저하, 저혈당 및 심부전 악화 등이 있습니다. 남성의 경우 발기부전이 올 수 있으므로 이 경우 담당 의사와 상의해야 합니다.

③ 칼슘 길항제

혈관세포 내로 칼슘의 이동을 차단하여 혈관을 이완시킴으로써 혈압을 떨어뜨리는 약제입니다. 일부 칼슘 길항제는 콩팥이식 환자의 사이클로스포린 농도를 올리고 잇몸비대 현상이 심해질 수 있으므로 주의를 요합니다. 그 밖의 부작용으로는 변비, 두통, 홍조, 다리 부종, 두근거림 등이 있습니다.

④ 안지오텐신 전환효소 차단제, 안지오텐신 수용제 차단제

혈압을 상승시키는 안지오텐신의 생성을 억제하거나 수용체를 차단하여 혈압을 떨어뜨리는 효과가 있는 약입니다. 이들 약제는 원인이 불분명한 본태성 고혈압은 물론 심부전증, 단백뇨 및 당뇨병성 신증을 치료하는 데도 효과적입니다. 부작용으로는 기침, 눈 주위 부종, 고칼륨혈증, 빈혈 등이 있습니다.

⑤ 알파 차단제

혈관근육세포의 알파 아드레날린 수용제를 차단하여 혈압을 낮춥니다. 알파 차단제의 부작용으로는 실신, 기립성 저혈압, 어지럼증 등이 있습니다.

⑥ 혈관 확장제

동맥을 직접 이완시켜 혈압을 떨어뜨립니다. 혈압 조절이 극히 어려울 때 제한적으로 사용해야 합니다. 혈관 확장제의 부작용으로는 두통, 식욕부진, 오심, 구토, 두근거림, 다모증 등이 있습니다.

⑦ 알파 · 베타 차단제

앞에서 언급한 알파 및 베타 수용체 모두를 차단할 수 있는 약물로 비교적 안전하게 혈압을 감소시키는 약물입니다.

고지질혈증 치료제

고지질혈증은 지방질이 많아 혈청이 뿌옇게 흐려지는 병입니다. 고콜레스테롤증, 고중성지방증이라고도 하는 이 병은 콩팥이식 후 흔하게 나타납니다. 고지질혈증은 동맥경화의 원인이 되므로 적극적으로 치료해야 합니다. 그런데 이 고지질혈증 치료제는 근육이 파괴되는 부작용인 횡문근융해증을 유발할 수 있으므로 주의해야 합니다. 현재 시판되고 있는 고콜레스테롤증 치료약제는 약 성분명이 스타틴(statin)으로 끝나기 때문에 쉽게 알 수 있습니다.

경구용 혈당강하제

콩팥이식 전에 당뇨가 있거나 이식 후 당뇨가 발생했다면 당뇨 치료에 관심을 기울여야 합니다. 이식 후 발생한 당뇨는 주로 면역억제제 때문이므로 약제를 감량하면 자연히 혈당이 감소합니다. 혈당치를 잘 확인하고 그에 따라 약물의 용량을 정하도록 해야 합니다.

당뇨 치료에 쓰이는 약제는 인슐린 이외에 경구 약제가 여러 종류 개발되어 있습니다. 경구용 혈당강하제로는 췌장에서 인슐린 분비를 증가시키는 약제, 포도당 이용을 증가시키는 약제, 장관 내 탄수화물의 소화와 흡수를 지연시키는 약제, 인슐린 저항성을 향상시키는 약제 등 다양합니다. 이들 약제는 복용 시간 및 작용 기전이 각각 다르므로 반드시 담당 의사와 상의하여 약제를 복용해야 합니다.

요산 억제제

고요산혈증(혈액 내에 요산 농도가 비정상적으로 높아진 경우) 및 통풍은 면역억제제를 사용하는 콩팥이식 환자들에게서 흔히 나타납니다. 요산 억제를 위해 요산 합성 억제제인 알로푸리놀이나 페북소스타트를 사용할 수 있고, 벤즈브로마론 등의 요산 배설 촉진제를 사용할 수 있습니다.

요산 합성 억제제의 경우 심각한 전신 피부 질환을 일으킬 수 있습니다. 이유 없이 피부에 작은 종기가 돋는 발진이 나타나면 바로 약을 중단하고 담당 의사와 상의해야 합니다. 또한 면역억제제로 아자치오프린을 사용하는 경우에 알로푸리놀이나 페북소스타트를 같이 사용하는 것은 주의해야 합니다. 약물 간의 상호작용이 있어 부작용 발생 위험이 높습니다.

위장약

면역억제제제를 복용하면 식도나 위, 십이지장에 궤양이 발생할 수 있으니 초기에는 이를 예방하는 약제를 복용해야 합니다.

항감염제

세균, 결핵균, 곰팡이 및 바이러스 등에 감염되었거나 감염을 예방하고자 할 때 다음과 같은 항감염제를 복용합니다.

① 항생제

세균 감염이 있는 경우 항생제를 복용해야 하는데 약제에 대한 내성을 고려하여 복용 전 담당 의사와 상의해야 합니다. 이식 후 일정 기간 동안은 폐포자충 폐렴이 발생할 위험이 높으므로 예방 차원에서 항생제를 사용합니다.

② 항결핵제

우리나라는 결핵의 발생 빈도가 대단히 높기 때문에 콩팥이식 후에도 결핵을 조심해야 합니다. 현재 항결핵제는 아이나, 리팜핀, 에탐부톨, 피라진아마이드 등 4가지를 함께 투여하는 것을 원칙으로 합니다.

항결핵제 관련 주의 사항

- 결핵 발생 부위 및 침범 정도에 따라 약제의 투여 기간이 다르다.
- 불규칙한 투약은 약제에 대한 내성을 가져올 수 있다.
- 항결핵제로 인한 다양한 부작용이 생길 수 있다.
- 항결핵제 복용 중 사이클로스포린 또는 타크로리무스의 혈중 농도가 감소할 수 있다.

③ 항진균제(곰팡이 치료제)

콩팥이식 후 초기에는 구강이나 식도에 곰팡이 감염이 쉽게 발생합니다. 수술 후에도 곰팡이에 의한 폐렴이나 수막염은 생명을 위협하므로 추적 검사를 게을리 해서는 안 됩니다.

기타 신체 여러 부위의 피부곰팡이 감염, 예컨대 무좀에도 항진균제를 사용해야 합니다. 항진균제는 항결핵제와 반대로 사이클로스포린의 혈중 농도를 올리는 부작용이 있으므로 면역억제제의 혈중 농도를 자주 측정해야 합니다.

④ 항바이러스제

콩팥이식 후에는 대상포진, 단순포진 등이 흔히 발병합니다. 이때 항바이러스제제인 아시클로비어(Acyclovir)를 주사 또는 경구용으로, 팜시클로비어(Famciclovir)를 경구용으로 복용하면 좋아질 수 있습니다. 대상포진 예방주사는 바이러스를 약화시킨 것인데, 면역억제제 복용 환자의 경우는 약화시킨 바이러스균이 활성화할 위험성이 있어 아직 금기 사항입니다. 거대세포 바이러스에 대한 항체가 새롭게 생기거나 바이러스의 갯수를 검사하여 증가되면 예방적으로 항바이러스제를 복용할 수 있습니다.

 약물 복용 시 주의 사항

- 검증되지 않은 약물은 함부로 복용하지 않는다.
- 약의 용량을 임의로 조절하거나 중단해서는 안 된다.
- 어떤 약이든 약국에서 구입하여 복용하려면 사전에 반드시 담당 의사와 상의해야 한다.

2

콩팥이식 후
장기 합병증과 감염 예방

콩팥이식 후 흔히 나타나는 장기 합병증으로는 고혈압 및 혈관 질환, 감염, 간 질환, 악성종양, 당뇨병, 근육골격계 합병증 등이 있습니다. 이러한 장기 합병증은 콩팥에 국한된 문제가 아니라 전신적으로 나타나기 때문에 총체적인 접근과 관심이 필요합니다.

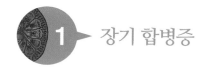

1 ▶ 장기 합병증

고혈압 및 혈관 질환

① 혈관 질환

동맥경화성 혈관 질환은 콩팥이식 환자의 이환율과 사망률의 가장 중요한 원인입니다. 콩팥이식 환자는 일반인보다 3~10배 정도 관상 동맥 질환 발생이 증가합니다. 뇌혈관 질환은 콩팥이식 환자 1~3%에서 발생되며 고혈압, 고지혈증, 비만, 흡연, 당뇨병 등이 그 요인으로 지목되고 있습니다.

② 고혈압

동맥경화성 심혈관 질환의 중요 위험인자 중 하나인 고혈압은 콩팥이식 후 25~95% 환자에게서 발생합니다. 이식 후 고혈압이 생기는 원인은 여러 가지가 있지만 타크로리무스, 사이클로스포린과 스테로이드 등이 교감신경의 활동도를 증가시키고, 심혈관을 수축시키며, 염분과 수분을 축적시키면서 혈압을 올립니다. 또한 거부반응, 콩팥질환의 재발, 이식콩팥의 신동맥 협착증, 병든 콩팥에서의 레닌 분비 증가, 비만증, 고칼슘혈증 등도 고혈압의 원인으로 지목되고 있습니다.

  약물을 쓰지 않고 고혈압을 치료하는 방법은 일반적인 고혈압 환자의 경우와 같습니다. 즉, 짜게 먹지 않고 콜레스테롤 및 포화지방산 섭취 및 알코올을 제한하는 것입니다. 금연은 필수이고 규칙적인 운동으로 적절한 체중을 유지하려는 노력이 필요합니다. 콩팥이식 환자의 약물 요법은 이뇨제를 단독으로 쓰거나 다른 항고혈압제와 같이 쓰는 방법이 고려됩니다.

 고혈압이 있을 때 주의 사항

- 반드시 소금 양을 제한하는 저염 식이를 한다.
- 염분 제한은 개인마다 다르므로 주치의와 상의한다.
- 비만일 경우 체중을 조절하면 혈압 치료에 도움이 된다.
- 혈압 조절에는 운동이 좋다.
- 칼슘 · 칼륨 · 마그네슘 섭취나 금주가 고혈압 치료에 미치는 영향은 아직 확실치 않다.

고지혈증에 의한 동맥경화

HDL 콜레스테롤, LDL 콜레스테롤

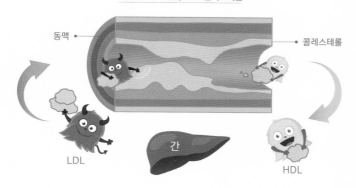

동맥

콜레스테롤

LDL

간

HDL

혈관벽 내막에 쌓여가는 콜레스테롤은 주요 질병의 원인

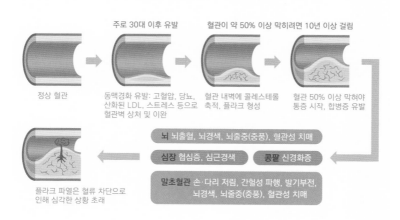

정상 혈관

주로 30대 이후 유발

동맥경화 유발: 고혈압, 당뇨,
산화된 LDL, 스트레스 등으로
혈관벽 상처 및 이완

혈관 내벽에 콜레스테롤
축적, 플라크 형성

혈관이 약 50% 이상 막히려면 10년 이상 걸림

혈관 50% 이상 막혀야
통증 시작, 합병증 유발

플라크 파열은 혈류 차단으로
인해 심각한 상황 초래

뇌 뇌출혈, 뇌경색, 뇌졸중(중풍), 혈관성 치매

심장 협심증, 심근경색   콩팥 신경화증

말초혈관 손·다리 저림, 간헐성 파행, 발기부전,
뇌경색, 뇌졸중(중풍), 혈관성 치매

③ 고지혈증

고지혈증은 콩팥이식 환자에게서 흔히 발생합니다. 면역억제 치료를 받는 환자의 16~78%가 겪고 있습니다. 콩팥이식 후 1년 이내에 그 발생 빈도가 최고에 도달하고 그 이후부터 차차 감소합니다.

고지혈증은 스테로이드, 타크로리무스나 사이클로스포린, 시롤리무스의 사용 및 이뇨제 치료, 단백뇨 등과 관련이 있으며 비만하면 더 악화됩니다. 고중성지질혈증은 베타차단제 사용, 이뇨제, 스테로이드 사용 등과 밀접한 관련이 있습니다.

고지혈증은 심혈관 질환을 발생시킬 뿐만 아니라 만성 거부반응도 가져올 수 있으니 주의해야 합니다.

간 질환

만성 간 질환은 이식 환자의 장기 합병증 가운데 가장 중요합니다. 특히 B형·C형 간염 바이러스에 의한 만성 간염은 점점 더 나빠지는 경향이 있습니다. 만성 바이러스성 간염 환자가 콩팥이식을 받은 경우는 8~10년이 지나면서 간 기능 부전, 간암, 패혈증으로 인한 사망이 증가합니다. 콩팥이식 후에는 B형 간염에 의한 간 질환이 C형 간염의 경우보다 더욱 빠른 속도로 진행된다고 알려져 있습니다.

따라서 B형 간염 보유자가 많은 우리나라에서는 반드시 이식 수술 전에 '간 기능 검사'와 가급적 '간 조직 검사'를 시행하여 환자의 간 질환 상태를 정확히 판단하는 것이 중요합니다. 간 조직 검사에서 간염의 징후를 보이지 않는 단순 보유자나 병리 소견이 비활동성인 만성 간염의 경우에는 콩팥이식을 꺼릴 필요가 없습니다.

반면, 활동성 간염이나 간경변증의 소견이 있을 때는 면역억제제제 사용에 따라 간 기능이 급격히 나빠질 위험이 있습니다. 이식 전후 바이러스의 감염 정도를 파악하여 필요한 경우 항바이러스제제를 사용해야 합니다. 이식 내과 전문의와 적극적인 상담이 필요합니다.

악성종양

장기간에 걸쳐 면역억제 요법을 받을 경우 악성종양의 발생 빈도도 높아집니다. 피부와 입술의 암이 가장 흔히 발생하는 종양이고 악성 림프종이 그 다음으로 흔한 종양입니다. 여기에 자궁경부암까지 더해 콩팥이식 후 발생하는 암의 60%를 차지합니다. 일반인에게 위암, 간암, 폐암, 유방암, 대장암이 가장 흔하게 발생하는 것과는 다른 양상입니다. 비흑색종 피부암이나 자궁경부암을 제외하면 콩팥이식 환자들에게 발생하는 종양이 일반인에게는 잘 발생하지 않습니다.

이식 환자들에게 새로이 발생되는 암의 40%를 차지하는 피부암과 입술암은 자외선이 강하고 기온이 따뜻한 지방에서 더 많이 발생한

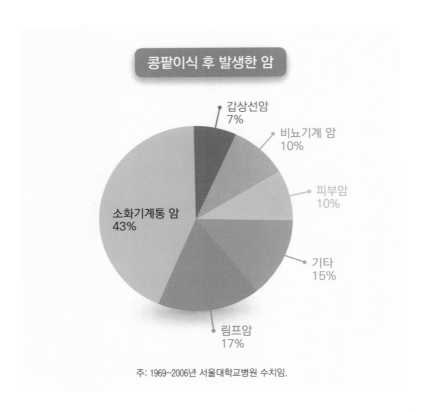

콩팥이식 후 발생한 암

갑상선암
7%

비뇨기계 암
10%

피부암
10%

소화기계통 암
43%

기타
15%

림프암
17%

주: 1969~2006년 서울대학교병원 수치임.

다고 합니다. 이식 환자가 많이 걸리는 피부암 가운데 '카포시 육종'
이라는 것이 있습니다. 1872년 헝가리의 피부과 의사인 카포시가 처
음 발견한 이 악성종양은 주로 피부에 붉은색이나 자주색의 반점으
로 나타나지만 위장관, 림프절 및 폐 등 여러 부위에서 발생할 수 있
습니다.

당뇨병

콩팥이식 환자에게는 당뇨병도 잘 발생합니다. 이는 스테로이드 사용과 관련이 있고 이식 환자의 3~40%에서 발생하는 것으로 알려져 있습니다. 이식 후 당뇨병이 발생하는 비율을 누적치로 살펴보면 3개월에 9.1%, 1년에 16%, 3년에 24% 정도입니다. 스테로이드를 사용했을 때 당뇨병이 생기는 이유는 인슐린 저항성을 높이고 근육에서 포도당 이용이 잘 안 되기 때문입니다.

최근 사이클로스포린이나 타크로리무스를 사용하면서 스테로이드 사용량은 줄었으나 이식 후 당뇨병이 발생하는 빈도는 오히려 더 증가했습니다. 그 이유는 사이클로스포린이나 타크로리무스가 인슐린 저항성을 증가시키거나 췌장 도세포 기능을 직접 억제하여 인슐린 방출을 억제하기 때문입니다.

인슐린이나 경구용 혈당강하제로 당뇨병 치료를 받던 환자가 당뇨병성 신증이 진행되면서 만성 요독증으로 악화되면 통상 인슐린이나 경구용 혈당강하제의 투여량이 줄거나 불필요해지는 경우가 많습니다. 그런데 이런 환자가 콩팥이식을 받게 되면 원래 가지고 있던 당뇨병이 재현되어 다시 인슐린이나 혈당강하제의 사용이 필요해집니다.

근육골격계 합병증

콩팥이식 환자는 근육골격계의 구조적 및 기능적 이상을 흔히 동반하는데, 이러한 현상은 이식 전 골 무기질 대사장애가 완전히 회복되지 않았기 때문입니다.

① 무혈관성 골괴사

콩팥이식 환자의 사회 복귀에 가장 심각한 문제를 일으키는 합병증입니다. 성공적으로 콩팥이식을 받은 환자의 경우도 약 6~10%에서 발생합니다. 무혈관성 골괴사는 이식 수술 후 첫 2년 내에 50% 이상이, 나머지는 이식 후 7~15년 후에 발생합니다. 주로 체중이 가해지는 대퇴골두부(다리상부)에 가장 많이 나타나는데 전체 빈도의 약 75%를 차지합니다. 원인은 아직 확실히 규명되지 않았지만 스테로이드 사용과 관련성이 높은 것으로 보입니다.

② 골다공증

장기간 스테로이드 사용과 관련이 있습니다. 특히 요추골(허리뼈) 손실은 장기간 스테로이드 사용 및 음주력과 밀접하게 연관되어 있습니다. 사이클로스포린이나 타크로리무스가 뼈에는 대체로 나쁜 영향을 주지 않습니다. 다른 면역억제제들도 뼈의 손실을 초래하지 않습니다.

척추골의 골다공증이 있는 경우 통증, 저림, 보행 시 불편감 등의 여러 가지 증상을 일으키고 조그만 외상에도 쉽게 골절이 일어날 수 있습니다.

③ 고요산혈증

고요산혈증으로 인한 통풍 발작은 면역억제제 사용과 관련이 있습니다. 면역억제제들이 요산의 콩팥 배설을 억제하여 혈중 농도를 올리기 때문입니다.

④ 발육부전

어린이 이식 환자에게서 가장 문제가 되는 합병증입니다. 성공적인 콩팥이식으로 발육 속도가 증가되지만 다량의 스테로이드 투여는 골 성장 장애를 일으켜 동년배 아이들에 비해 상대적으로 성장발육이 늦습니다.

사이클로스포린을 사용하는 어린이 환자의 경우, 과거에 비해 스테로이드 사용량이 감소되어 성장발육이 개선되고 있습니다. 최근 들어 재조합 성장호르몬이 도입되어 어린이 이식 환자의 성장발육이 크게 개선되었습니다.

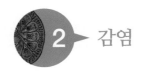 감염

면역억제는 양날의 칼처럼 거부반응과 감염이라는 두 가지 문제를 안고 있습니다. 즉 면역억제가 너무 약하면 거부반응이 일어나고, 너무 강하면 감염이 발생합니다.

- 이식 후 1년 이내에 약 80% 환자가 한 번 이상의 감염을 경험합니다.
- 이식 후 첫 달은 이전에 얻은 감염과 흡인성 폐렴, 수술 부위 감염 등이 문제가 됩니다.
- 1~6개월 사이에는 바이러스와 주폐포자충, 진균 감염 등의 기회성 감염(면역 기능의 저하가 있는 경우에 발생하는 감염증)이 문제가 됩니다.
- 이식 후 6개월이 지나면 간염 같은 만성 바이러스 감염, 면역억

제제를 많이 사용하여 일어나는 기회 감염뿐만 아니라 일반인들이 겪는 보편적인 감염 질환도 문제가 됩니다. 이 중에서 특히 콩팥이식 환자에서 중요한 감염원은 바이러스(특히 헤르페스 바이러스, 거대세포 바이러스, BK 바이러스), 주폐포자충입니다.

바이러스 감염

① 헤르페스 바이러스 감염

단순포진 바이러스 감염의 증상은 입 주변에 작은 포도송이 같은 물집이 여러 개 생기는 것으로 잘 나타납니다. 항바이러스제로 아시클로비어를 투여할 수 있습니다.

대상포진 감염은 보통 가슴, 등, 엉덩이 부위에 발진이나 크고 작은 물집 형태로 나타나며, 많은 경우에 통증을 동반합니다. 우리 몸을 왼쪽과 오른쪽으로 나누었을 때 한쪽에만 불규칙하고 덩어리가 큰 발진과 물집이 띠 모양으로 생기는 것이 특징입니다. 만일 피부 어딘가가 불편하거나 아프다면 그 즉시 확인하도록 하고 직접 보기가 어려운 부위는 거울을 이용하거나 다른 사람에게 확인해 달라고 부탁해야 합니다. 이런 감염은 조기에 발견해야 치료가 쉽습니다.

대상포진으로 진단되면 아시클로비어나 팜시클로비어 등의 항바이러스 약제를 1주 정도 사용해야 합니다. 하지만 바이러스가 없어진 후에도 통증은 지속될 수 있어 진통제를 장기간 사용해야 하는 경우도 있으며 재발할 수도 있습니다. 담당 의사와 잘 상의하여 치료 방침을 결정해야 합니다.

② 거대세포 바이러스 감염

정상 면역 기능을 가진 사람에게는 거대세포 바이러스가 거의 문제되지 않지만 면역 기능이 저하된 이식 환자에게는 문제를 일으키는 중요한 감염입니다. 증상으로 기운 저하, 피로감, 발열, 호중구 감소증(골수에서 만들어지는 과립백혈구의 일종인 호중구가 1000 이하로 감소한 경우), 혈소판 감소증, 권태감, 간 기능 수치의 이상, 관절통, 두통, 시야 장애, 폐렴, 설사 등이 있습니다. 망막염으로 영구적인 시력 장애를 일으킬 수도 있고, 장염도 흔히 나타납니다. 거대세포 바이러스 감염으로 인한 사망의 주요 원인은 폐렴입니다.

거대세포 바이러스 감염의 위험성은 이식 수술 후 첫 1~6개월에 가장 많이 나타나며, 이 경우 입원 치료를 해야 합니다.

③ BK 바이러스에 의한 간질성 신염

BK 바이러스는 1971년 요관협착이 나타난 콩팥이식 환자의 소변에서 처음 발견된 후 환자 이름 머리글자를 따서 BK라는 이름이 붙었습니다. 이 바이러스에 감염되면 출혈성 방광염, 요관협착 및 간질성 신염을 일으킵니다. 최근 BK 바이러스에 감염되어 이식콩팥 기능 부전, 간질성 신염, 세뇨관염이 생기면서 이식 장기를 잃는 사례가 보고되고 있습니다. BK 바이러스에 의한 감염증은 면역억제가 심하게 장기간 유지되는 경우에 발생합니다. 면역억제 정도를 적절히 유지하도록 담당 의사가 노력하겠지만 이를 객관적으로 판단할 수 있는 방법은 없습니다. 이는 면역억제 치료가 담당 의사의 경험에 의존하게 되는 이유이기도 합니다.

곰팡이 감염

흔히 문제가 되는 곰팡이로, 입과 목 부위에 주로 감염을 일으키는 백선 곰팡이가 있습니다. 하얀 색깔의 막을 형성하는 백선 곰팡이는 통증을 유발하여 음식물을 삼키기가 어려워집니다. 눈이나 요로에도 감염을 일으킬 수 있습니다.

감염의 적신호들

고열

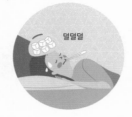

덜덜덜

두통 및 근육통

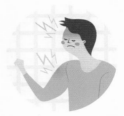

호흡기 증상

기침/가래   인후통

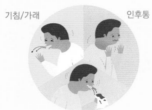

객혈/호흡곤란

위장관계 증상

구토   복통/설사

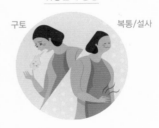

비뇨기계 증상

빈뇨   소변을 본 후에도 시원하지 않을 때

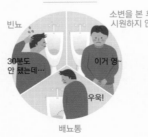

30분도 안 됐는데…

이거 영~

우욱!

배뇨통

창상 감염

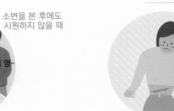

수술 상처 부위에서
고름이 나온 경우

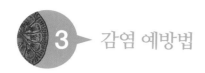

3 감염 예방법

감염 예방에 가장 효과적인 방법은 손 씻기입니다. 일반인도 물론이지만 특히 이식 환자는 손을 비누로 자주 씻어야 합니다. 손을 꼭 씻어야 하는 경우는 다음과 같습니다.

- 음식물을 먹기 전후
- 상처 부위를 접촉하기 전후
- 애완동물을 만진 후
- 기저귀를 갈고 난 후
- 쓰레기를 버리고 난 후
- 오염물이 보관된 통을 만지고 난 후

이식 후에는 흙이나 썩은 음식물을 만지는 것을 가능한 한 피해야 합니다. 어쩔 수 없이 만져야 할 경우에는 꼭 장갑을 끼고, 장갑을 벗은 다음에도 손을 잘 씻어야 합니다. 모기를 비롯한 각종 벌레에도 물리지 않도록 신경 쓰기 바랍니다.

호흡기 감염 예방

호흡기 감염 예방의 기본은 감기 걸린 환자와 접촉을 피하는 것입니다. 마트, 지하철, 영화관, 엘리베이터 등 사람이 많이 모이면서 환기가 잘 되지 않는 곳은 이식 후 첫 3개월 동안 반드시 피해야 합니다.

흙먼지가 많이 발생하는 곳도 피하는 것이 좋습니다. 정원을 가꾸거나 흙일을 하는 것은 처음 1년 동안은 피하도록 하세요. 담배는 절대 금기 사항입니다. 건축 공사장, 건물 철거를 하는 곳이나 실내 공사를 하는 곳도 피하는 것이 좋습니다.

 감염병을 예방하기 위한 일상 수칙들

- 손을 비누로 자주 씻는다.
- 애완동물을 가능한 한 멀리 한다.
- 감염성 질환을 앓고 있는 환자를 피한다.
- 최근 생백신을 접종한 어린이들을 피한다.
- 음식물을 깨끗하게 조리한다.
- 여행을 계획할 때 담당 의사와 상의한다.

결핵 예방

결핵은 우리나라에서 비교적 흔한 질환으로 이식 수술 후 예방 지침이 외국과는 다릅니다. 구미 선진국에서는 투베르쿨린 반응검사에서 양성 반응이거나 과거에 결핵을 앓은 병력이 있으면 이식 수술 후 결핵이 발생할 가능성이 높다고 알려져 있습니다. 따라서 예방약을 9개월 정도 투여합니다.

그러나 우리나라에서는 거의 모든 성인이 투베르쿨린 반응에서 양성이며 결핵의 발생도 조금은 다르므로, 흉부 X-선 사진에서 지나간 결핵 병변이 확인된 경우에 한해 결핵 예방약을 투여하기를 추천합니다. 결핵약은 간 독성을 발생시키기 쉬우므로 주의가 필요합니다.

한편 과거에 결핵을 앓았던 병력이 있는 환자는 콩팥이식 수술 전 흉부 사진에서 충분히 그 흔적을 확인할 필요가 있습니다. 사진 판독이 어려울 경우에는 CT 촬영으로 결핵 병변의 진행 상황을 충분히 확인한 후 이식 수술을 시행하는 것이 좋습니다.

요로감염 및 폐렴 예방

콩팥이식 수술 후 흔하게 경험하는 감염증으로 요로감염과 폐렴이 있습니다. 특히 면역력이 약해진 사람에게 잘 발생하는 주폐포자충,

즉 뉴모시스티스 카리니에 의한 폐렴과 노카디아 등에 의한 폐렴이 수술 후 1~6개월 사이에 발병할 수 있습니다.

이 같은 요로감염과 폐렴을 방지하기 위해 이식 수술 후 보통 3~12개월에 박트림(Bactrim)이란 항생제를 예방 목적으로 사용할 수 있습니다. 자기 전에 매일 한 알씩 먹거나 이틀에 두 알씩 복용합니다. 효과적인 감염 예방을 위해 담당 의사와 상의한 후 복용하세요.

물이나 음식을 통한 감염 예방

물은 가능한 한 소독되거나 끓인 물을 마시는 것이 좋습니다. 우물물, 약수, 강물 등 소독되지 않은 상태의 물은 피하십시오.

장염에 따른 복통, 설사 등을 피하기 위해서는 소독되지 않은 우유, 야채 주스는 피해야 하며, 날달걀도 좋지 않습니다. 이식 후 3개월까지는 익히지 않은 야채로 만든 샐러드 등도 피하는 것이 좋습니다. 특히 익히지 않은 고기 종류는 피해야 하며, 굴이나 홍합 등도 익혀 먹어야 합니다. 치즈 중에도 익힌 상태가 아닌 까망베르(camembert) · 브리(brie) · 페타(feta) 치즈는 리스테리아 감염을 막기 위해 피하는 것이 좋습니다. 과일을 껍질째 먹는 것은 좋지 않으며, 샐러드 바에서 샐러드를 골라 먹거나 익혀놓고 파는 소시지를 먹는 것도 장염의 위험성이 있습니다.

애완동물을 통한 감염 예방

애완동물 접촉은 면역억제제가 가장 강력하게 투여되는 초기 6개월은 피하는 것이 좋습니다. 새를 키우는 것도 바람직하지 않습니다. 애완동물이 설사나 감기 등의 질병을 앓고 있다면 더더욱 피하는 것이 좋습니다. 면역억제제를 복용하는 처음 1년은 동물원 구경도 피하도록 하세요.

어쩔 수 없이 동물과 접촉했다면 손 씻기를 철저히 해야 합니다. 애완동물의 배설물을 만져야 할 때는 장갑을 꼭 끼고, 장갑을 벗은 다음에도 손을 잘 씻는 것이 좋습니다.

예방접종

① 백신 종류에 따른 적합성

콩팥이식 수술 후 감염증의 발생을 막기 위해서는 예방접종이 필요합니다. 일반적으로 백신은 균을 멸균시킨 불활성화 백신과 살아 있는 생균을 약화시킨 백신, 두 가지가 존재합니다. 면역력이 감소한 이식 환자에게 불활성화 백신은 안전하게 접종할 수 있으나 생균을 약화시킨 백신은 접종하지 않는 것을 원칙으로 합니다. 불활성화 백신의 예로는 독감, A형 및 B형 간염, 백일해, 디프테리아, 파상풍, 광견

병, 폐렴, 뇌막염 백신이 있습니다. 접종해서는 안 되는 백신은 수두, 홍역, 볼거리, 천연두, 대상포진 등이 있습니다.

② B형 간염 예방접종

콩팥이식 환자가 보통의 경우처럼 B형 간염 백신을 맞았을 때 항체가 만들어질 확률은 5~15%로 매우 낮습니다. 면역력이 감소되어 있기 때문에 항체 생성율도 그만큼 낮은 것입니다. 따라서 보통의 경우보다 두 배의 용량을 3번이 아니라 4번 투여하거나 피하 주사를 놓는 등의 방법으로 항체 생성률을 높이려는 노력이 시도되고 있습니다.

이식 수술을 준비하고 있는 환자가 B형 간염에 대한 항체가 없다면 이식 수술 전에 예방접종을 하는 것이 가장 바람직합니다. 이 시기를 놓쳤을 때 어떻게 할지에 대해서는 담당 의사와 잘 상의해서 진행하는 것이 좋습니다.

이식 환자가 피해야 할 예방접종자(접종 3주 이내의 경우)

- 경구 소아마비 백신을 받은 어린이
- 홍역과 볼거리 백신을 받은 어린이
- 대상포진 백신을 받은 성인
- 비강으로 인플루엔자 백신을 받은 사람

이식 환자가 접종을 피해야 할 백신

- 대상포진
- BCG
- 천연두
- 비강 인플루엔자 백신
- 장티푸스 생백신
- 홍역
- 볼거리
- 풍진
- 경구 소아마비 백신
- 일본뇌염 백신
- 황열

3

콩팥이식과 관련된 정신적 문제

이식 수술을 받은 환자들의 감정은 사람에 따라 다양하게 나타납니다. 어떤 환자는 이식을 통해 완전히 새로 태어났다는 느낌을 갖기도 하고, 또 다른 환자는 이식된 장기를 몸속 이물질로 간주하거나 끝까지 타인의 것으로 여기며 살아가기도 합니다. 콩팥이식에 대한 올바른 정신적 적응은 환자의 삶의 질을 높이며 치료 순응도를 높여 치료 결과를 향상하는 데도 도움이 됩니다.

1 ▸ 이식 수술 전의 정신적 부담감

  콩팥이식을 받고자 하는 환자는 이미 오랫동안 신부전과 투석치료 때문에 우울, 불안 등의 다양한 정신적 장애를 겪어온 사람들입니다. 콩팥을 이식하는 것이 말기 신부전증 환자의 삶의 질을 개선하고 많은 의학적 문제를 해결하는 탁월한 치료임은 이미 잘 입증되었습니다. 하지만 불행히도 정신과적 측면에서 콩팥이식은 모든 문제의 해답이 될 수 없는 것이 현실입니다.

  콩팥이식에 대한 스트레스는 이식을 준비하거나 뇌사자 이식 등록을 할 때부터 시작될 수 있습니다. 본인은 별로 원치 않지만 의사의 적극적 권유나 가족들의 바람으로 이식을 준비하거나 뇌사자 이식 등록을 하게 되는 환자들은 스트레스가 더욱 심할 수 있습니다. 오랫동안 진료를 받아오며 모든 고민을 상담했던 신장내과 의사가 아닌 새로 만난 이식외과 의사나 장기이식 코디네이터에게 이러한 스트레스를 속 시원하게 털어놓기란 쉬운 일이 아닐 것입니다.

수술 전 대기자들이 느끼는 불안은 크게 두 가지입니다. 통증을 비롯한 수술 자체에 대한 불안과 이식 치료가 실패할지 모른다는 불안이 그것입니다. 주 3회 정기적으로 투석을 받는 것은 익숙하기도 하고 예측 가능하기 때문에 더 안정적으로 느껴집니다. 반면 앞으로의 치료는 불확실성 때문에 불안한 것이지요. 상당수 환자들이 이식 후 정상 콩팥 기능을 회복한 후에도 불편한 동정맥루를 계속 유지하길 원하는 것도 이런 이유 때문입니다.

뇌사자 대기 기간이 길어지는 것도 불안감을 더욱 증폭시킵니다. 환자들은 선택권 없이 무작정 기다려야만 하고 그 시간 동안 불확실성에서 오는 불안은 더 커질 수밖에 없습니다. 그러다가 장기이식센터에서 처음으로 몇 순위 안에 들었다는 연락이 오면 반가움이 크겠지요. 하지만 실제 수혜를 받지 못하고 기다림의 과정이 반복되면 장기이식센터에서 오는 전화 자체가 큰 스트레스가 될지 모릅니다. 이러한 스트레스는 불안, 우울증 등과 동반된 다양한 신체적 증상의 원인이 될 수도 있습니다.

이 모든 과정을 미리 알고 느긋하게 기다리겠다는 마음을 가진다면 조금이라도 도움이 될지 모르겠습니다. 힘들 때는 힘들다고 편하게 얘기할 수 있는 사람이 있으면 좋겠습니다. 가족이나 친구도 좋고 비슷한 상태에 놓인 환우들 모임도 좋을 것입니다. 불안감을 감추거나 애써 참으려 노력하면 오히려 정신적으로 더 힘들어질 수 있습니다. 정신과 의사와의 면담도 적극적으로 고려해 보세요. 특정 병을 앓고 있는 환자들뿐 아니라 현대를 살아가는 모든 사람들에게 정신과 상담은 허물이 아니라 현명한 해결책이 될 수 있습니다. 대부분의 장기 이식센터에는 이러한 스트레스를 해결하기 위해 정신과 진료를 소개하는 프로그램이 마련되어 있으니 이를 적극 활용하기 바랍니다.

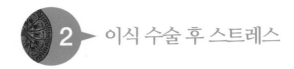

2 이식 수술 후 스트레스

콩팥이식을 받게 된 후에도 초기에는 스트레스가 있을 것입니다. 수술 직후에는 매일 소변량을 측정하고 혈액 검사를 포함한 많은 검사를 시행합니다. 특히 매일 크레아티닌이 얼마나 감소하는지 마음을 졸이며 콩팥 기능이 정상으로 회복되기를 기다립니다. 다행히 이러한 회복 기간은 길지 않고 대부분의 환자들이 정상적인 콩팥 기능을 회복하여 퇴원하게 되지만 격리된 공간에서 보내는 이 2~3주의 시간을 견디기란 쉬운 일이 아닐 테지요. 이때도 역시 장기이식센터의 프로그램을 잘 활용하기 바랍니다.

정상적인 콩팥 기능을 회복한 대부분의 환자들은 새로운 생활에 잘 적응하며 일상생활에 복귀하게 됩니다. 하지만 일부 환자, 특히 여성 환자들에게 면역억제제는 피하고 싶은 문제들을 야기하기도 합니다. 면역억제제 부작용으로 떨림이나 인지 장애 등 신경학적 증상이 나타날 수 있기 때문입니다. 얼굴이 동그랗게 살찌고 여드름이 나기도 하고 머리카락도 빠지는 다양한 면역억제제 부작용이 나타나면서 정신적 스트레스나 우울증으로 이어질 수 있습니다.

어떤 환자들은 이식 직후 공여자에 대한 관심이 지나쳐 집착으로 나타납니다. '나에게 콩팥을 공여해 준 사람이 누구일까?' '남자일까? 여자일까?' '나이는 어떻게 될까?' 심지어 같은 공여자에게서 콩팥을 수혜받은 다른 환자를 찾아다니며 그 환자의 콩팥 기능은 어떠한가 비교하기도 합니다.

이식 후 안정기에 들어서면 또 다른 정신적 문제를 겪게 됩니다. 처음에는 병원을 자주 방문하다가 점차 안정기에 들어가면 1개월에 한 번씩 진찰하고 약물을 처방받게 됩니다. 이 시기에 환자들은 콩팥 기능이 정상적으로 유지돼도 언제 다시 콩팥 기능이 나빠질지 모른다는 막연한 불안감 때문에 스트레스를 받습니다. 더구나 이식콩팥의 기능은 시간이 지날수록 점차 감소하고 기능이 감소할수록 불안과 스트레스는 커집니다. 특히 가족으로부터 콩팥이식을 받은 경우에는 환자의 잘못이 아닌데도 '내가 관리를 잘못해서 기능이 떨어졌나' 하는 막연한 미안함에 더해 죄의식을 느끼기까지 합니다. 이는 콩팥을 공여한 가족들에게도 심리적 영향을 미칠 수 있습니다.

이러한 이식 후 스트레스를 적절히 해소하지 않으면 불필요한 진료나 검사를 반복하기도 합니다. 최악의 경우에는 일상생활이 불가능할 정도로 콩팥 기능에 집착합니다. 스트레스에 신경 쓰다 보면 면역억제제 복용을 등한시한 나머지, 심각한 거부반응에 직면할지도 모릅니다.

따라서 이식 후 스트레스와 정신과 문제에 대해 바르게 이해하고 필요한 경우 담당 의사와 상의하기 바랍니다. 정신과 진료나 투약을 통해 조기에 해결하는 것이 무엇보다 중요하다는 점을 잊지 마세요.

3 가족 공여자의 정신 건강

콩팥이식을 결정하고 가족 중에서 공여자를 찾는 과정에서 환자와 가족 전원은 상당한 갈등과 스트레스를 겪을 수 있습니다. 환자 가족들은 만성 질환 치료와 투석치료에 따른 많은 비용과 정신적 갈등으로 이미 큰 고통을 느껴왔을 것입니다. 그런데 이제 그들 중 누군가가 콩팥을 공여해야 하는 상황까지 온 것입니다. 의사가 환자 가족들에게 콩팥이식의 필요성을 설명하는 순간부터 가족들은 스트레스를 느낄 수 있습니다.

다행히 자발적인 공여자가 나온다 하더라도 이 결정 과정에는 보이지 않는 가족 내 압력이 개입되는 일이 많습니다. 가족을 위해야겠다는 애타적 동기가 큰 나머지, 성급하게 공여자가 결정되기도 합니다.

초기에 공여자는 애타적 행위에 스스로 만족하고 주위 관심과 동정에 힘입어 용기를 내어 자원합니다. 하지만 점차 수술 시의 통증이나 중요한 장기 상실에 대한 불안이 닥쳐오기도 합니다. 수술이 끝나면 가족과 의사들의 관심이 이식받은 환자에게 온통 쏠리면서 공여자는 버림받았다는 서운한 감정을 느낄지도 모릅니다.

이러한 스트레스가 적절히 해소되지 않으면 배반감과 분노가 형성되어 다양한 신체적 증상이 나타날 수 있습니다. 특히 콩팥 기능을 성기능 상실과 동일시하여 기운이 떨어지고 정력이 약해졌다는 신체적 증상을 호소하는 경우도 흔히 나타납니다.

이럴 때 다른 가족들의 도움이 필요합니다. 환자에 대한 관심 못지 않게 공여한 가족에게도 지속적으로 관심을 갖고 따뜻하게 대해주기 바랍니다. 공여자 스스로 주변인의 도움으로 문제가 해결되지 않으면 장기이식센터로부터 도움받기를 꺼리지 않아야 합니다. 사랑하는 사람을 위해 자신이 가진 소중한 것을 나누어주는 일은 매우 뜻깊고 거룩한 경험입니다. 하지만 그로 인해 몸과 마음이 힘든 것도 당연하다는 사실을 환자와 가족 모두 잘 알고 대처했으면 합니다.

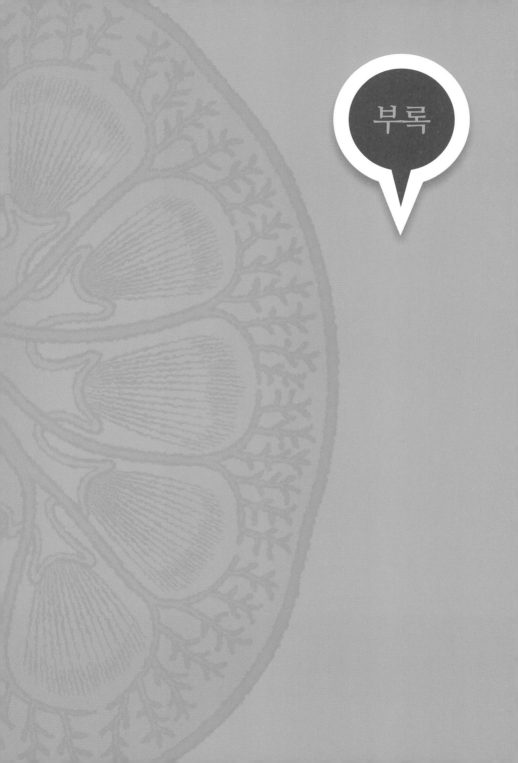

부록

환자들이 가장 궁금해하는
콩팥이식 관련 질문 19

1. 뇌사자 대기는 보통 몇 년이 걸리나요?

2015년 질병관리본부 장기이식관리센터의 자료를 보면 뇌사자 콩팥 이식을 받은 수혜자의 평균 대기 시간은 1,904일(남성 1,825일, 여성 2,043일)로 약 5년입니다. 환자들의 대기 순서를 계산하는 여러 항목이 있는데, 이전에 이식을 받았던 재이식 대기 환자나 어린이 환자가 높은 점수를 받아 대기 시간이 상대적으로 짧은 편입니다. 또한 조직적합성항원(HLA항원) 검사에서 6개의 조직형 항원 검사 전체가 일치할 경우 우선순위로 이식받을 수 있습니다.

2. 이식받은 콩팥은 보통 몇 년 동안 사용할 수 있나요?

이식콩팥의 생존율은 수술 후 합병증 또는 급성 거부반응, 이식 후 여러 감염증의 발생 여부에 따라 차이가 날 수 있습니다. 생체 이식의 경우가 뇌사자 이식보다는 이식콩팥 생존율이 높은 편입니다.

통상적으로 이식콩팥의 평균 생존 기간은 15년으로 예상합니다. 그러나 유럽이나 국내 유수의 병원 데이터를 보면 최근에 이식받은 환자들의 경우, 이식콩팥의 평균 생존 기간이 20년 이상일 것으로 예측하고 있습니다.

3. 심장 기능이 나쁘거나 다른 병이 있어도 이식이 가능한가요?

심장 기능이 나쁘면 콩팥이식 수술에 영향을 줄 수 있습니다. 이식 자체보다는 이식 수술 시에 행하는 전신마취 때문에 생기는 위험이라고 할 수 있습니다. 따라서 심장 기능이 굉장히 저하되어 전신마취조차 시행할 수 없는 환자가 아니고서는 가능합니다.

부적절한 수분 조절 및 만성 콩팥병으로 인해 심장 기능이 저하되었다면 오히려 콩팥이식을 통해 심장 기능도 좋아질 수 있습니다.

4. 70세 이상 환자도 콩팥이식이 가능한가요?

장기이식관리센터의 자료를 참조하면 2015년 국내 콩팥이식 건수는 1,891건이었고 그중 65세 이상 환자는 95명, 75세 이상 환자는 6명이었습니다. 최근에는 고령 환자들 중에도 비교적 건강한 사람이 적지 않아 이러한 여러 조건들을 의사와 상담하여 이식 진행을 결정하게 됩니다.

5. 혈액형이 달라도 콩팥이식이 가능한가요?

예전에는 혈액형이 일치하지 않는 경우에는 콩팥이식을 받을 수 없었지만 최근에는 수술 전 탈감작 치료를 통해서 혈액형 불일치 콩팥이식을 진행하고 있습니다.

2015년 국내에서는 전체 환자의 10%가 넘는 218명의 환자들을 대상으로 혈액형 불일치 콩팥이식을 시행했습니다. 최근 여러 연구에서 혈액형 불일치 콩팥이식의 예후가 혈액형 일치 콩팥이식과 동등하다는 결과들이 많아, 앞으로 혈액형 불일치 콩팥이식이 더욱 활발하게 시행될 것으로 예상됩니다.

6. 충치가 있으면 콩팥이식을 받을 수 없나요?

이식 후에는 면역억제 치료를 지속적으로 받아야 하기 때문에 이식 전에 충치 치료를 받아야 합니다. 모든 이식 예정자들은 수술 전에 치과 진료를 필수적으로 받습니다.

7. 두 번째 콩팥이식 후 세 번째 이식도 가능한가요?

콩팥이식 환자 중 전체의 5% 정도가 재이식 환자입니다. 재이식의 경우에는 첫 번째 이식을 받은 공여자에게 감작이 되어 있는 경우가 많아 탈감작 치료가 필요한 경우가 적지 않습니다. 공여자의 특정 항원에 대해 수혜자가 항체가 있는 경우 이식 후 거부반응 가능성이 높은데 이러한 상황을 감작되었다고 표현합니다.

마찬가지로 세 번째 이식이 필요한 경우 공여자와의 교차반응 및 공여자 특이항체 검사 등을 통해 필요 시 탈감작 치료를 시행한 이후에 이식을 진행할 수 있습니다. 감작이 되지 않은 공여자가 있을 경우에는 특별히 탈감작 치료 없이 이식을 시행하는 경우도 있습니다.

이식 후 다시 투석을 하기보다 재이식을 할 때에 환자의 생존율이 높기 때문에 재이식을 적극적으로 고려할 것을 추천합니다.

8. 콩팥이식을 받은 사람이나 공여자 모두 임신이 가능한가요?

콩팥이식 환자도 일반인과 유사한 자연유산율과 자궁외임신 빈도를 보이는 것으로 알려져 있습니다. 콩팥이식을 시행한 이후 1~2년이 지났을 때 임신할 것을 권장합니다. 정상 혈압을 유지하고 단백뇨가 하루에 500mg 이하이고 콩팥 기능이 양호한 경우에 출산이 성공할 가능성이 높은 것으로 알려져 있습니다. 면역억제제의 적절한 처방이 중요하므로 담당 의사와 상의한 후 임신 여부를 결정하기 바랍니다. 콩팥 공여는 여성의 임신 능력에 특별히 영향을 미치지 않는 것으로 알려져 있습니다.

9. 당뇨성 말기 신부전 환자는 콩팥-췌장 이식을 꼭 같이 해야 하나요? 췌장과 콩팥을 다른 사람에게 각각 받아도 되나요?

당뇨성 말기 신부전 환자들 중에 인슐린 요구량이 높은 환자들은 콩팥-췌장 뇌사자 이식을 고려하게 됩니다. 콩팥-췌장 뇌사자 이식을 등록한 환자들은 콩팥 단독 이식보다 우선순위로 배정됩니다. 경우에 따라서 콩팥과 췌장을 각각 다른 사람에게 이식받기도 합니다.

10. 콩팥이식 후 직장생활을 하면 콩팥 기능이 나빠지나요?

직장생활로 인해 약을 불규칙적으로 먹는 일이 없고 탈수 등과 관련한 콩팥 악화 요인이 없다면 악영향을 미치지 않습니다.

11. 콩팥이식 후 방광염에 자주 걸리는데 어떻게 예방하나요?

6개월 동안 2번 이상 또는 1년 동안 3번 이상의 감염이 생기는 경우 잦은 요로감염으로 볼 수 있습니다. 피임기구 사용, 성생활, 비데 사용, 대변 후 앞으로 항문을 닦는 습관 등은 방광염 재발을 유발할 수 있으므로 피하기 바랍니다. 여성은 남성보다 요도가 짧아 방광염이 생기기 쉬운데, 그 이유는 질이나 항문의 균이 요도를 통해 방광으로 침범하기 때문입니다.

만약 앞에서 언급한 생활 교정 후에도 방광염이 지속적으로 생긴다면, 요로계의 구조적 문제를 검사한 후 교정할 수도 있습니다. 예방적 항생제의 사용도 고려할 수 있으나 내성균이 생길 수 있어 주의 깊게 살펴야 합니다.

12. 여성에게 콩팥을 받으면 소변 줄기가 약해지나요?

전혀 무관합니다. 소변 줄기가 약한 것은 전립선 비대증과 연관시켜 볼 수 있습니다. 일반적으로 50세 이상의 남성 중 약 50%에서 전립선 비대증이 동반되며 이식 후 남성에게 흔하게 발견되는 질환입니다. 전립선 비대증은 소변의 방광 저류, 감염의 위험 증가, 소변 역류로 인한 이식콩팥의 손상 위험 증가 등을 야기할 수 있으므로 담당 의사와 상의한 후 검진이 필요하겠습니다.

13. 콩팥이식 후 식사 조절은 어떻게 해야 하나요?

충분한 양의 수분을 섭취하도록 합니다. 탈수는 이식된 콩팥에 악영향을 미칩니다. 또한 이식 후 첫 두 달간은 충분한 양의 단백질을 섭취하는 것이 좋습니다. 고기, 생선, 우유, 요구르트, 치즈, 달걀, 콩 등이 있습니다.

14. 콩팥이식 후에도 이식 전처럼 과일이나 채소를 제한해서 먹어야 하나요?

콩팥이식 이후 4~6주 동안은 칼륨 제한이 필요합니다. 이후에는 정상인과 콩팥 기능이 같기 때문에 소변으로 배설되지 못한 칼륨이 피속에 고용량으로 남아 생기는 고칼륨혈증의 위험이 줄어들 것입니다. 따라서 수술 후에는 과일이나 채소를 자유롭게 먹을 수 있습니다.

다만 면역억제제의 부작용으로 고칼륨혈증이 생길 위험이 있다는 점을 주의해야 합니다. 외래에서 혈액 검사를 통해 확인한 후 음식을 섭취하는 것이 좋습니다.

15. 콩팥이식 환자는 언제까지 물을 끓여 먹어야 하나요?

이식 후 6개월 이내에는 면역억제제의 용량이 높고 감염에 취약하므로 음식의 멸균 상태가 중요합니다. 멸균만 확실하다면 6개월 이전이라도 우유, 냉면, 과일, 물 등의 음식을 그냥 먹을 수 있습니다. 하지만 멸균 상태를 확신할 수 없다면 끓여 먹는 편이 안전합니다.

16. 콩팥이식 후 커피를 마셔도 되나요?

하루 한두 잔의 커피는 괜찮습니다. 하지만 너무 많이 먹으면 안 됩니다. 커피를 많이 마시면 이뇨작용으로 몸 안의 수분이 부족해지고 콩팥 기능이 악화될 수 있습니다.

17. 매운 음식을 먹으면 이식콩팥에 좋지 않은가요?

매운 음식에는 대부분 소금이 많이 포함되어 있습니다. 이식 후 생기는 고혈압은 염분 섭취에 민감하므로 음식을 제한하는 것이 좋습니다. 매운 음식은 위염, 설사 등의 위장 장애를 야기할 수도 있고 그 결과 면역억제제의 흡수와 배설에 관여하여 약물 농도를 변화시킬 수 있습니다. 그러므로 매운 음식은 자제하는 것이 좋습니다.

18. 저녁 늦게 식사하는 것이 콩팥에 좋지 않은가요?

규칙적인 식사를 해야 면역억제제 및 혈압약 등을 빼먹지 않고 복용할 수 있습니다. 약물 복용을 규칙적으로 할 때 거부반응의 가능성이 줄어들고 콩팥 기능도 보호할 수 있습니다.

19. 콩팥이식 후에 애완동물을 키워도 되나요?

미국 국립보건원에서는 콩팥이식을 받은 후 면역억제제를 복용하는 환자들에게 애완동물을 키우지 말 것을 권장합니다. 그 이유는 애완동물을 통해 여러 질병에 감염될 가능성이 증가하기 때문입니다. 만약 여러 가지 이유로 애완동물을 키워야 하는 상황이라면 다음과 같은 원칙들을 지키기 바랍니다.

- 수의사에게 주기적으로 검진받고 감염 위험 질환에 대해 교육받습니다.
- 애완동물과 접촉하거나 애완동물 집을 청소한 이후에는 반드시 손을 씻습니다.
- 애완동물 예방접종을 스케줄대로 진행합니다.

콩팥이식 수기 1

의료진을 믿고 함께하며
다시 일으켜 세운 내 인생

청년의 꿈을 좌절시킨 날벼락 같은 병

대학교 4학년 2학기 가을, 유학이라는 청운의 꿈을 품고서 저는 그날도 어김없이 도서관으로 향했습니다. 책상에 앉아서 책을 보는데 갑자기 한쪽 눈에 글자가 희미하게 보였습니다. 눈에 뭐가 들어갔나 싶어 눈을 비비고 다시 보았지만 왼쪽 눈으로 글자가 잘 보이지 않았습니다. 평소 저는 병원 출입을 거의 하지 않았지만 눈은 공부에 직접적으로 영향을 끼치는 기관이라 곧바로 안과를 찾았습니다.

안과에서는 눈이 피로해서 그런 것 같다는 말뿐, 별 다른 진단을 내리지 않았습니다. 그래도 혹시나 해서 종합병원으로 갔습니다. 병원에서 기초적인 검진을 하던 중 혈압이 200에 100이라는 충격적인 결과를 보게 되었습니다. 의사는 머리가 아프지 않느냐고, 정말 괜찮냐고 걱정스러운 얼굴로 물었지만 저는 크게 불편함을 느낄 수 없었습니다.

나중에 알게 된 사실이지만, 고혈압 때문에 안압이 증가하면서 일시적으로 시력 저하가 왔던 것입니다. 한창 젊은 나이였고 건강에 자신이 있었던 저는 그렇게 혈압이 높은데도 알아채지 못하고 있었습니다. 건강관리와 건강검진의 중요성을 알지 못해 조기에 문제를 발견하지 못한 것이 지금 생각해도 정말 안타깝습니다.

응급처치로 혈압을 안정시킨 후 혈압이 높은 원인을 찾던 중 콩팥 수치가 정상적이지 않아 조직검사를 받아야 한다는 권유를 받았습니다. 상태의 심각성을 느끼게 되었고 저는 곧바로 전문 병원에서 진료를 시작했습니다.

만성 콩팥병이라는 진단을 받은 지 채 2년이 지나지 않아 투석을 시작해야 했습니다. 처음에는 복막투석부터 했습니다. 하지만 시간이 지나면서 투석 효율도가 떨어지고 제 생활 패턴이 변해서 혈액투석으로 바꾸었습니다.

투석을 했던 지난 10여 년은 절망과 희망이 교차했던 시간입니다. 절망이라 함은 인생의 절정인 20대를 암울하게 보냈기 때문이며, 희망이라 함은 그래도 콩팥은 긍휼의 장기라서 하나가 없으면 나머지 하나로, 또 그나마 두 개가 없으면 투석이라는 대체치료가 가능했기 때문입니다.

하지만 모든 절망을 상쇄하고도 남을 희망이 제게 있었으니 바로 이식이라는 치료법이었습니다. '언젠가는 나도 이식을 받을 수 있겠지', '이식을 받으면 투석 받는 지금과는 비교도 할 수 없을 만큼 삶의 질이 높아질 거야'라는 기대가 있었기에, 이틀에 한 번씩 제 살을 관통하는 바늘도, 4시간씩 누워 있는 비참함도, 물 마시기를 유난히 좋아하는 저의 목마름까지도 받아들일 수 있었습니다.

저는 병원에서 진행하는 이식에 관한 교육과 세미나에 몇 번 참석했던 터라 이식에 대해 비교적 잘 알고 있었고 이식에 대한 부담과 오해 없이 수술에 적극적일 수 있었습니다. 반면 제가 투석했던 병원의 어떤 어르신께서는 이식하는 것보다 투석하는 것이 훨씬 더 좋다는 논리를 강하게 주장하셔서 의아했던 적이 있습니다. 이 글을 읽는 환우들과 그 주위 분들이 이식에 대한 정확한 교육과 학습을 통해, 불필요한 오해와 막연한 두려움을 벗어버리고 좀 더 적극적인 태도를 가졌으면 합니다.

저는 가족 중에 어머니께서 공여가 가능했지만 최종적인 검사 끝에 하지 않는 것이 좋겠다는 결과를 받았습니다. 제 혈액형이 O형인 까닭에 평균 이식 대기 기간을 훌쩍 넘기며 기다려야 했습니다.

어느 날 새벽, 장기이식센터로부터 처음 전화가 왔습니다. 하지만 바로 수술을 받게 되지는 않았습니다. 이후로 두 차례 기회가 있었지만 저 스스로의 판단과 공여된 뇌사자 콩팥 자체의 문제로 인해 실제 수술로 이어지지 못했습니다.

콩팥이식이라는 희망을 붙잡고서

어느 토요일 저녁, 외식을 하고 집으로 돌아가는 길에 전화를 받고 병원으로 향했습니다. 기다려왔던 순간이지만 막상 여러 검사들을 받게 되니 긴장을 떨칠 수 없었습니다. 하지만 의료진이 공여되는 콩팥의 상태와 수술진행 등에 대해 친절히 안내해 주고 용기를 불어넣어 주자 불안감이 조금씩 사라졌습니다. 최근 들어 콩팥이식 수술이 매우 높은 수준에 이르렀고 또 국내 최고의 병원에서 최고의 선생님들께 수술 받고 관리 받는다는 인식 덕분에 마음 놓고 수술장으로 들어갈 수 있었습니다.

수시간의 수술이 끝나고 중환자실에서 잠시 머문 뒤 일반 병실로 돌아왔습니다. 거기서 처음으로 소변을 보던 일이 아직도 생생하게 기억납니다. 개복된 부분의 통증보다 소변을 보는 감격이 더 컸음은 말할 나위도 없습니다. 며칠이 지나 의사 선생님으로부터 "오늘 처음으로 콩팥 수치가 정상 범위 안으로 들어왔습니다."라는 말을 들었을 때 그제야 '뭔가 큰 산을 넘었구나' 하는 마음이 들었습니다.

큰 산은 넘었지만 이어지는 골짜기들에도 주의를 기울여야 했습니다. 심각한 문제는 아니었지만 초기에는 크레아티닌 수치가 일정치 않아 왕왕 마음을 졸여야 했습니다. 무엇보다 장기간의 투석으로 칼슘 조절이 되지 않아 부갑상선 절제술을 받아야 할 상황에 이르렀습니다. 이식 수술을 한 지 1년밖에 지나지 않은 상황에서 또 다른 수술을 해야 한다는 사실이 꽤 부담되었습니다. 하지만 저를 10여 년간 진료해 주셨던 신장내과 교수님께서는 수술에 대한 필요성과 절차 그리고 그 효과에 대해 친절한 설명과 격려로 저를 이해시켜 주셨습니다. 이후 수술은 잘 끝났고 지금은 칼슘 수치가 완벽하게 조절되고 있습니다.

저는 환우들에게 병원에 온 이상 의료진을 전적으로 신뢰하고 의존하면서 그들의 판단과 결정을 존중하고 따르라고 말하고 싶습니다. 환자 자신이 임의로 취득한 정보들을 가지고 의료진과 그들의 전문적 소견을 재단하기 시작하면 설령 계획된 진료가 진행되더라도 그 효과가 반감되리라 생각합니다.

이식 후 삶의 질이 달라졌다

이식 후 일상생활로 돌아와 제가 가장 주의를 기울였던 것은 면역억제제를 비롯해 처방된 약들을 정해진 시간에 반드시 먹는 것이었습니다. 사실 수술 후 1년 반 동안 두 번 정도 면역억제제를 빼먹은 적이 있습니다. 그때 제 자신에게 얼마나 놀랐는지 모릅니다. 사람이 참 간사하고 연약해, 상황이 좀 나아지니까 절박할 때는 상상도 못할 행동을 하게 되는 것 같습니다.

지금도 스스로 경각심을 가지고자 노력하고 있습니다. 면역억제제와 더불어 적절한 식이요법과 운동을 해야겠다는 의지가 저에게는 확고했습니다. 다행히 아직 초기 단계에서 일어날 수 있는 여타의 나쁜 증후 없이 비교적 이식된 콩팥이 잘 자리 잡고 있는 것 같습니다.

이식 수술 이후, 투석할 때와는 비교가 안 될 정도로 높은 삶의 질을 향유하고 있습니다. 개인적으로 작게는 제가 좋아하는 물과 커피를 마음껏 마실 수 있다는 점부터 크게는 가족 내의 분위기와 하고 있는 일에서의 활동력 그리고 제 삶의 가치관까지 달라졌습니다. 시간과 장소에 제한받지 않은 채 여행을 할 수 있고 먹는 기쁨을 다시 누리게 된 건 덤이라고 생각합니다.

인생의 꽃이라 불리는 20대부터 강산이 변할 만큼의 시간 동안 병에 시달려야 했던 제게 어찌 좌절과 낙심, 포기와 절망이 없었겠습니까. 하지만 저는 종교를 통해 절대자를 믿으면서 제 삶을 포기하지 않았고, 동시에 의학 발전과 의료진의 전문성을 믿으면서 제 건강을 지켜나갔습니다. 이 글을 읽는 환우 여러분도 이런 지렛대를 이용해 주저앉으려는 인생을 다시 일으켜 세우시고, 지금까지 꿋꿋하게 걸어온 자신의 인생을 더 힘차게 경주하기를 기원합니다.

한사코 거부했던 이식 수술로
새 생명을 얻었습니다

투석과 이식을 거부했던 세월

저는 콩팥이식을 받고 2년의 시간을 잘 지내고 있는 쉰한 살의 여성입니다. 이식 전, 나름대로 마음고생을 많이 하다가 어렵게 콩팥이식을 결정했습니다.

2002년에 사구체신염을 처음 앓았습니다. 근처 병원에 다니다가 입원을 했고 상태가 좋아져 퇴원했습니다. 10년간 잘 지냈는데 2012년 어느 날 발이 퉁퉁 부어올라 신발을 신을 수가 없었습니다. '콩팥이 다시 안 좋아졌나?' 하는 생각으로 예전에 다니던 병원에 가서 검사를 받았습니다. 콩팥 기능이 급격히 나빠져 IgA신증이라는 병으로 만성 신부전증이 되어 있었습니다.

콩팥 기능이 겨우 12% 남아 있어서 투석이나 이식을 받지 않고는 살아가기 힘들다는 의사 선생님의 말씀이 청천벽력처럼 들렸습니다. 그래도 저는 투석과 이식을 거부한 채 약만 처방받고 돌아왔습니다. 예전보다 더 열심히 운동하고 자연치유법을 찾아 노력하면 나을 수 있을 거라고 막연히 생각했던 것입니다. 병원에 갈 때마다 투석과 이식을 강요하는 것이 싫어서 병원을 옮겼습니다.

7월의 어느 날, 감자와 토마토를 꽤 많이 먹게 되었습니다. 감자와 토마토는 칼륨 성분이 많아 신부전 환자에게 금기시되는 식품인데도 그날따라 유독 맛있어 과식을 했습니다. 시간이 조금 지나자 손끝에서 전류가 흐르기 시작해 이상하다 하면서 손을 막 털었습니다. 의자에 앉아 저 혼자 애를 썼지만 자꾸 온몸으로, 아니 입술까지 굳어지는 느낌이 들면서 식은땀이 나며 정신도 혼미해졌습니다.

식구들은 다급한 마음에 제 몸을 주무르고 응급처치를 하려고 했지만 소용이 없었습니다. 남편이 119를 불렀습니다. 119 구급차에 실려 제가 다니는 병원의 응급실로 가게 되었습니다. 간호사와 의사 선생님들이 번갈아 가며 여러 가지를 물어보았습니다. 오늘 먹은 게 뭐냐는 질문이 나오자 전 솔직히 대답할 수가 없었습니다. 신부전증에 제일 좋지 않다는 음식을 먹었으니까요. 감자와 토마토를 조금 먹었다고 거짓말을 했습니다.

피 검사와 관장을 여러 번 시행했고 그 과정이 힘들었습니다. 후회스러웠지만 이미 늦은 것이었지요. 한참 뒤 응급실 선생님이 오시더니 다행히 응급투석은 받지 않아도 되지만 위험했다고 말했습니다.

조금만 더 수치가 높았으면 응급투석을 받아야만 했다고. 전 한숨을 쉬며 다행이라고 생각했습니다.

다음날 주치의 선생님이 이러다가 목숨이 위태로울 수 있다고 하시며 투석이나 이식을 받아야 한다고 강력히 말씀하셨습니다. 하지만 저는 또 거부했습니다. 선생님은 정신이 있느냐고, 이러다 죽는다고 절 야단쳤습니다. 저는 일단 퇴원해서 며칠 더 생각해 보고 결정하겠다고 단호히 말한 후 집으로 왔습니다.

따뜻한 의사 선생님을 만나 마음이 조금씩 열리고

퇴원 후 우연히 지인의 소개로 개인병원에서 투석을 병행하는 내과 전문의 선생님을 알게 되었습니다. 원장님을 뵙고 투석과 이식을 하기 싫다고 말씀드렸습니다. 선생님은 제 뜻을 충분히 헤아려주셨습니다. 하지만 지금은 어느 정도 견딜 수 있더라도 언젠가는 투석이나 이식을 할 수밖에 없는 상태에 이를 거라고, 그때 되면 망가진 콩팥을 건강하게 되살리기 힘들 거라며 친절히 설명해 주셨습니다.

전 왠지 선생님 말씀에 믿음이 갔습니다. 여러 병원을 다녔지만 마음이 편해지는 느낌을 받았습니다. 이후 처방대로 약을 계속 먹었고 몸이 어느 정도 지탱된다 싶었습니다. 그러나 어느 날부터 밥을 못 먹고 물만 들어가도 토하면서 복부가 점점 부풀어 오르기 시작했습니다. 병원을 다시 찾은 저는 X-ray를 찍었습니다. 심장에 물이 반이나 차 있어서 이대로 가면 오늘밤을 넘기기 힘들다는 말씀에 전 그 자리에서 눈물만 흘렸습니다. 제가 그동안 열심히 식이요법을 지키며 견뎌왔던 것이 한순간에 무너진 느낌이었습니다.

남편이 저를 설득했고 결국 투석을 받기로 했습니다. 첫날이라 2시간 동안 투석을 받았는데 몸이 조금은 편안한 상태가 되는 게 신기했습니다. 이후 저는 이틀에 한 번 투석을 받기로 결정했고 투석을 받으면서 예전의 힘든 생활보다 편안하고 조금 더 자유로운 활동을 할 수 있게 되었습니다.

투석을 받는 동안 선생님께서는 이식을 한번 생각해 보라고 이야기했습니다. 평생 투석 받으면 무척 힘들지만 이식을 받으면 좀 더 자유로운 생활을 누릴 거라고 말씀하셨지요. 저도 조금씩 마음이 바뀌면서 이식을 생각하게 되었습니다.

이후 이식을 마음먹고 이식 전문 병원에 내원하여 원장님을 만났습니다. 제 차트를 보고 여러 군데 병원을 옮겨 다닌 흔적을 보셨으니 이식을 거부하는 환자라는 걸 아셨을 것입니다. 원장님은 제 나이를 봤을 때 이식은 빨리 하는 게 낫다고 말씀하셨습니다. 투석을 받을 때까지 받다가 이식을 하게 되면 모든 기능이 저하되어 이식도 힘들어진다는 설명이 설득력 있게 들렸습니다.

동생이 준 사랑의 선물

제 여동생이 저에게 콩팥을 주기로 했습니다. 저는 그날부로 동생과 함께 차근차근 검사에 임했습니다. 자궁근종과 선근증을 가지고 있었던 저는 자궁적출술을 동시에 하기를 원했습니다. 선생님께서는 이식 날짜가 임박하여 될지 모르겠다고 고민하셨지만 이식을 2주 남기고 자궁적출술을 먼저 시행했습니다. 2주 뒤에 예정된 콩팥이식 수술 때문에 더욱더 신경을 써주신 산부인과 선생님께도 무척이나 감사합니다.

부인과 수술에서 어느 정도 회복되고 드디어 이식을 받게 되었습니다. 2014년 2월 11일, 투석 7개월의 시간이 막을 내리는 순간이었습니다. 동생과 저는 나란히 수술대에 누웠지요. 동생은 기쁜 마음으로, 저는 감사하는 맘으로 편안히 잠든 상태에서 수술을 받고 나왔습니다.

수술은 잘되었고 동생은 일주일간 입원했다가 퇴원했습니다. 저는 6일간 무균실과 2주간 일반 병동을 거치며 매일매일 건강을 회복했고 예전의 모습을 되찾아 갔습니다. 이식하고 나니 이렇게 몸이 편해지고 숨도 제대로 쉴 수 있다는 사실이 감격스러웠습니다. 지난 날 저의 자만심 때문에 제 몸을 더 악화시켰다는 생각이 들었습니다.

원장님의 세심한 배려와 따뜻한 보호 아래 저는 밝은 모습, 건강한 육체를 안고 퇴원하게 되었습니다. 투석 때와는 다르게 모든 음식을 자유롭게 먹을 수 있는 생활이 반가웠습니다.

2년이 지난 지금, 매일같이 스트레칭과 운동을 하며 집안일과 바깥 나들이도 무리 없이 하며 지냅니다. 나쁘게만 생각했던 콩팥이식을 정말 잘했다는 생각으로 즐겁게 살고 있습니다.

지금 신부전으로 고생하는 환자분들이 많이 계실 겁니다. 저처럼 자연치유로 혼자 극복해 보겠다고 하루하루 지친 생활 속에서 힘들게 살고 계시는 분, 투석을 받으며 이틀에 한 번씩 온 정신을 쏟으며 하루하루를 버티는 환자 여러분! 콩팥이식을 거부했던 저의 이야기를 통해 한 번쯤 생각해 보세요. 생각을 한번 바꿔보면 이식으로 새로운 생명을 덤으로 얻는 것입니다. 신부전 환우분들, 힘내십시오! 살 길은 열려 있습니다.

매일 아침 건강 기록 노트

날짜	체중	체온	맥박	혈압	비고

매일 아침 건강 기록 노트

날짜	체중	체온	맥박	혈압	비고

매일 아침 건강 기록 노트

날짜	체중	체온	맥박	혈압		비고

매일 아침 건강 기록 노트

날짜	체중	체온	맥박	혈압	비고

매일 아침 건강 기록 노트

날짜	체중	체온	맥박	혈압	비고

매일 아침 건강 기록 노트

날짜	체중	체온	맥박	혈압	비고

매일 아침 건강 기록 노트

날짜	체중	체온	맥박	혈압	비고

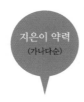

지은이 약력
(가나다순)

김연수
서울대학교 의과대학을 졸업하고 동 대학교 대학원에서 석사·박사 학위를 받았다. 미국 하버드 의과대학에서 이식학 펠로우 과정을 마쳤다. 현재 서울대학교 의과대학 교수로 재직 중이다. 대한신장학회 총무이사, 대외협력이사, 학술이사 등을 역임하였으며 대한신장학회 대외협력이사, 대한이식학회 이사로 활동하고 있다. 미국신장학회, 국제신장학회 정회원이며 국제신장학회 동아시아 위원이다. 미국이식학회 젊은 연구자상을 수상한 바 있으며 대한신장학회 학술상, 서울의대 학술상 등 다수의 수상 경력이 있다.

김용림
경북대학교 의과대학을 졸업하고 동 대학교 대학원에서 석사·박사 학위를 받았다. 미국 미주리 주립대학에서 박사후 연구원 과정을 마쳤다. 현재 경북대학교 의과대학 교수이자 경북대학교병원 생명의학연구원장이며, 대한신장학회 회장을 맡고 있다.

김중경
연세대학교 원주의과대학을 졸업하고 미국 콜로라도대학 의과대학병원에서 펠로우 과정을 마쳤다. 현재 부산 봉생병원 신장내과 전문의 및 의무원장으로 재직 중이다. 대한이식학회 상임이사, 미국신장학회 회원으로 활동하고 있다.

박수길
서울대학교 의과대학을 졸업하고 동 대학교 대학원에서 석사·박사 학위를 받았다. 미국 신시내티 대학에서 신장학 펠로우 과정을 마쳤다. 현재 울산대학교 의과대학 교수 및 서울아산병원 신장내과 교수로 재직 중이다.

신규태
서울대학교 의과대학을 졸업하고 미국 코넬대학 신장내과에서 전문의 과정을 수료했다. 뉴욕 마운트사이나이병원에서 연수 과정을 거쳤다. 현재 아주대학교 교수이자 아주대학병원 신장내과 주임교수 및 임상과장, 국제진료센터장으로 재직 중이다. 대한신장학회 이사, 질병관리본부 만성콩팥병 예방관리 자문위원, 대한신장학회 아시아·태평양 복막투석학회 감사를 지냈으며 미국신장학회 펠로우(FASN) 자격을 갖고 있다.

양철우

가톨릭대학교 의과대학을 졸업하고 동 대학교 대학원에서 석사·박사 학위를 받았다. 현재 가톨릭대학교 의과대학 교수이자 서울성모병원 신장내과 교수 및 장기이식센터 센터장, 장기이식연구소 소장을 맡고 있다. 대한이식학회 상임이사, 대한내과학회 간행위원회 위원장, 대한신장학회 대외협력이사, 한국장기기증원 운영위원회 위원 등으로 활동 중이며, 대한내과학회 우수논문상, 대한이식학회 학술상 등 다수의 수상 경력이 있다.

이상호

경희대학교 의과대학을 졸업하고 동 대학교 대학원에서 석사·박사 학위를 받았다. 미국 스탠포드의대 신장이식연구소 방문교수로 근무했고, 현재 경희대학교 의과대학 교수, 강동경희대병원 신장내과 과장으로 재직 중이다. 대한신장학회 기획이사, 대한고혈압학회 정책이사, 대한이식학회 연구이사 등으로 활동하고 있다.

이식

전북대학교 의과대학을 졸업하고 동 대학교 대학원에서 석사·박사 학위를 받았다. 현재 전북대학교 의과대학 교수, 전북대학교병원 신장내과 교수로 재직 중이다. 대한신장학회 회원, 대한이식학회 회원, 미국신장학회 회원으로 활동하고 있다.

이종수

부산대학교 의과대학을 졸업하고 동 대학교 대학원에서 석사·박사 학위를 받았다. 미국 하버드 의과대학에서 장기이식학 펠로우 과정을 마쳤다. 현재 울산대학교병원 신장내과 교수이자 장기이식센터 소장으로 재직 중이다. 대한신장학회 수련이사를 역임하였으며 대한이식학회 보험이사, 대한신장학회 윤리이사로 활동하고 있다.

새 콩팥과 살아가기

1판 1쇄 펴냄 | 2016년 12월 5일
1판 4쇄 펴냄 | 2021년 1월 27일

지은이 | 김연수, 김용림, 김중경, 박수길, 신규태, 양철우, 이상호, 이식, 이종수
펴낸이 | 김정호
펴낸곳 | 북스코프

책임편집 | 김일수
디자인 | 정보환
마케팅 | 이총석
관리 · 제작 | 박정은
일러스트 | 홍혜미

출판등록 | 2006년 11월 22일(제406-2006-000184호)
주소 | 10881 경기도 파주시 회동길 445-3 2층
전화 | 031-955-9515(편집) · 031-955-9514(주문)
팩스 | 031-955-9519
전자우편 | editor@acanet.co.kr
홈페이지 | www.acanet.co.kr | www.facebook.com/bookscope

ISBN 978-89-97296-61-3 03510

이 도서의 국립중앙도서관 출판예정도서목록(CIP)은 서지정보유통지원시스템 홈페이지(http://seoji.nl.go.kr)와
국가자료공동목록시스템(http://www.nl.go.kr/kolisnet)에서 이용하실 수 있습니다.(CIP제어번호: CIP2016027962)

＊ 북스코프는 아카넷의 대중 논픽션 및 교양물 전문 브랜드입니다.
＊ 책값은 뒤표지에 있습니다.
＊ 잘못 만들어진 책은 구입하신 곳에서 교환해 드립니다.